Terminología Médica Descodificado

Dr. Anthony Laracuente-Bendik

"Terminología Médica ha decodificado" es la primera edición diseñado para aquellos que desean un mejor conocimiento de los términos que se utilizan en todo sector de la atención sanitaria. Escribí esta edición específicamente para la terminología médica, me enseñan a nivel universitario. Mi principal preocupación era que yo quería hacer lo más fácil lo suficiente como para el lector que no tenía antecedentes en materia de ciencia, pero aún ser lo suficientemente interesante para aquellos que ya tienen algunos antecedentes científicos.

Espero que las escuelas, colegios y otros establecimientos médicos en todo el mundo encontrará algún beneficio con este libro. No hay duda médicos terminología que puede ser muy complejo, pero este libro puede ayudar a usted paso a paso para comprender con un enfoque simplista.

En muchas de las páginas se le pedirá que escriba la respuesta a una pregunta en particular o declaración. El Capítulo 1 es un muy importante porque se introduce el concepto de prefijos, sufijos y raíces de palabras que son la base de lenguaje médico a entenderse. Los capítulos anteriores introducir temas relacionados con el cuerpo humano y son seguidos con ejemplos de términos médicos relacionados con ese tema en concreto.

En muchas de las páginas se le pedirá que escriba la respuesta a una pregunta en particular o declaración. El Capítulo 1 es un muy importante porque se introduce el concepto de prefijos, sufijos y raíces de palabras que son la base de lenguaje médico a entenderse. Los capítulos anteriores introducir temas relacionados con el cuerpo humano y son seguidos con ejemplos de términos médicos relacionados con ese tema en concreto.

Capítulo 9 le llevará a través de 500 preguntas o declaraciones relativas a terminología médica. Si usted decide entrar en el campo de la salud, espero que este libro sirve como un trampolín para un nuevo y excitante carrera. He tenido la suerte de haber sido enseñado por excelentes profesores y fue cuestionado por los estudiantes en mi aula. Espero que este libro puede fomentar la creación de un entusiasmo por aprender palabras médicos lo que ha hecho de mis alumnos.

Pase a otros,

Dr. Anthony Laracuente-Bendik

"Medical Terminology Decoded" is the first edition designed for anyone wanting a better understanding of medical words that are used everywhere in healthcare industry. I wrote this edition specifically for the medical terminology course that I teach at the university level. My main concern was that I wanted to make it as easy enough for the reader who had no background in science, but still be interesting enough for those who already have some scientific background.

I am hoping that schools, colleges, and other medical establishments throughout the world will find some benefit with this book. There is no question that medical terminology can be very complex but this book can help you step-by-step to understand with a simplistic approach.

On many of the pages you will be required to write in the answer to a particular question or statement. Chapter 1 is a very important because it introduces the concept of prefixes, suffixes, and root words that are the basis for medical language to be understood. The preceding chapters introduce topics related to the human body and are followed with examples of medical terms related to that specific topic.

Chapter 9 will take you through 500 questions or statements related to medical terminology. If you do decide to enter the health field, I hope that this book serves as a springboard to a new and exciting career. I have been fortunate to have been taught by excellent professors and challenged by students in my classroom. I hope that this book can foster an enthusiasm for learning medical words as it has for my own students.

Pass it on,

Dr. Anthony Laracuente-Bendik

CONTENTS

ACKNOWLEDGMENTS

Agradezco a todos mis amigos, colegas, mi padre, mi madre, mi hijo y para toda la familia por su constante apoyo, paciencia, y el creer en mí. A mis amigos de varios continentes, mi agradecimiento para todos los correos electrónicos de animarme para completar este libro. Muchas gracias también a la producción y el personal editorial de su experiencia en la realización de este proyecto. Por último, un gran gracias a mis alumnos, que ha sido un privilegio y una emoción para que sea su maestro.

Este libro puede ser un gran beneficio a estudiantes en busca de un Inglés y Español de terminología médica. Los profesionales que trabajan en la industria de la asistencia sanitaria, encontrarán en este libro un valioso activo.

I am grateful to all my friends, colleagues, my father, my mother, my son and the entire family for their unwavering support, patience, and belief in me.

To my friends from around the world, thank you for all of the emails encouraging me to complete this book. Thank you also to the production and editorial staff for their expertise in completing this project. A big thank you to my students, it has been a privilege and a thrill to be your teacher.

This textbook can be a great benefit to students looking for a English and Spanish approach to Medical terminology. Professionals working in the healthcare industry will find this book a valuable asset.

1 Introduction to Suffixes, Root Words, and Prefixes

Introducción a los sufijos, raíces de palabras, y los prefijos

Most people avoid having anything to do with medical terms because they are so difficult to pronounce and it seems like a foreign language. But with a little practice and understanding of how medical terms are structured, anyone can understand medical terminology.

La mayoría de las personas no tener nada que ver con términos médicos debido a que son tan difíciles de pronunciar y parece como un idioma extranjero. Pero con un poco de práctica y de la comprensión de cómo términos médicos están estructurados, cualquiera puede entender terminología médica.

Medical terminology is a basic requirement for all medical professions. When entering a career, for example, nursing or as a medical transcriptionist, you will need a thorough understanding of medical terminology to be competent. It is the starting point for a career in the medical field. Whatever reason you have for a deeper understanding of medical terms, a stepping stone to reach a ultimate career goal in a medical field or simply to understand what your doctor is talking about, this book will help you.

Terminología Médica is un requisito básico para all profesiones médicas. Al entrar en una carrera, por ejemplo, la enfermería or as un mecanógrafo indio médicos, reemplazaros se need thorough una comprensión de la terminología médica la buena nueva a toda ser competentes. Es el punto de partida for una carrera en el campo de la medicina. Cualquiera que sea la razón que tiene para un entendimiento más profundo de la terminología médica, un trampolín para alcanzar un objetivo final carrera in el campo de medicina o simplemente para comprender lo que su médico está hablando, este libro le ayudará a usted.

Medical terminology covers a vast amount of information covering topics in anatomy, physiology, medical tools, equipment, surgical procedures, pharmaceutical or disease. With this book, there are no time limit to complete and your study can fit around your current schedule. A solid understanding of this language is essential for anyone considering work in the healthcare industry.

Medical staff members must have a thorough understanding of this language in order to communicate effectively with physicians. Patients can benefit from a basic understanding of medical language and enhance their understanding of medical conditions.

Terminología médica abarca una gran cantidad de información sobre temas de anatomía, fisiología, instrumentos médicos, equipos, procedimientos quirúrgicos, farmacéuticos o enfermedad. Con este libro, hay no plazo la buena nueva a toda completa y su estudio puede colocar alrededor your calendario actual. Una comprensión sólida of este idioma is esencial para cualquiera que esté pensando trabajar en la industria de la asistencia sanitaria. Miembros del personal médico debe tener un profundo conocimiento of this idioma in fin la buena nueva a toda comunicarse eficazmente with médicos. Los pacientes can beneficio from una comprensión básica of lenguaje médico y mejorar their comprensión de las condiciones médicas.

Medical terms are not only used by doctors and nurses; but also used in a wide range of related professions. These related professions include dentistry, veterinary care, medical practice managers, receptionist, just to name a few. This program is aimed to develop awareness of terms. Anyone working in or studying healthcare will benefit from completing the course.

Términos médicos son not only used by los médicos y las enfermeras; pero also used in una amplia gama de profesiones conexas. Estos incluyen las profesiones relacionadas con odontología, atención veterinaria, la práctica de la medicina los administradores, recepcionista, sólo para nombrar unos pocos. Este programa is destinadas a desarrollar la conciencia de los términos. Toda persona que trabaja en atención sanitaria o estudiando se beneficiarán de completar el curso.

Medical Terminology Decoded will teach not only medical terms themselves, but also their application. We will start by learning the origins of medical words and how to recognize prefixes, roots, and suffixes used in terminology.

We will then introduce the body systems individually by chapter, giving you a basic understanding before presenting terms pertaining to the subject matter. You will learn to define and describe the function of each system associated with the human body.

Terminología médica se descodifica enseñar no only términos médicos propios, pero also su aplicación. Empezaremos by the orígenes de aprendizaje médico palabras por esto cómo la buena nueva a toda reconocer los prefijos, sufijos y raíces, used en terminología. A continuación, introducir sistemas the cuerpo individualmente por capítulo, dando una comprensión básica antes de presentar términos referentes a la materia. Usted aprenderá la buena nueva a toda definir lo largo describir the función de each sistema asociado con the cuerpo humano.

This knowledge will improve your understanding of medical or healthcare education. It can be quite confusing to decipher medical terms in newspapers or on television (General Hospital TV programs). Terminology varies slightly between emergency medical services nationwide, but the conditions/status remains consistent. Below is a breakdown of a patient status in emergency/non-emergency medical services:

Este conocimiento will mejorar your comprensión de educación médica o de salud. Can que ser bastante confusa de descifrar términos médicos en la prensa o en la televisión (Hospital General programas de televisión). Terminología varía ligeramente between servicios médicos de emergencia en todo el territorio, pero the condiciones/estado permanece constante. A continuación se presenta un desglose of un paciente en estado de emergencia o no-servicios médicos de emergencia:

Stable: Patient has a chief complaint, but there is no altered physiology (i.e. swollen finger, dedo inflamado).

Mild: Patient is physiologically stable, but the chief complaint is causing the patient some distress (i.e. broken arm, brazo roto).

Moderate: The chief complaint has caused some physiological changes in the patient (i.e. asthma, asma).

Acute/ Agudo: The patient's chief complaint has caused a physiological change that is immediately life-threatening (i.e. heart attack, ataque al corazón)

Chronic/ crónica: A condition that is recurrent or lasting for a long time. Diabetes is a perfect example of a chronic condition. A diabetic will have this disease for their entire life.

Una condición que es recurrente o duradera por un largo tiempo. La diabetes es un ejemplo perfecto de una condición crónica. Un diabético tendrá esta enfermedad durante toda su vida.

Deciphering medical terms is an essential skill required of demanding careers in the healthcare profession. Medical transcriptionists type everything they hear while listening to recordings from medical records, autopsy reports or doctor's notes. Having a reliable medical dictionary can make the learning process more complete.

However, it's important to realize that the information you find in a dictionary of medical terms should not be used as a substitute for seeking proper medical care. A medical dictionary is merely a tool that can help a person become a more active participant in acquiring knowledge.

El descifrar términos médicos es una habilidad fundamental requiere de exigentes carreras en la profesión médica. Transcriptores médicos tipo everything they oír mientras escucha la buena nueva a toda las grabaciones de los expedientes médicos, informes de autopsias o notas del médico. Tener un médico confiable diccionario puede hacer que el proceso de aprendizaje más completo. Sin embargo, it's importante comprender la buena nueva a toda información that the reemplazaros encontrar in un diccionario of términos médicos no deben be used como un sustituto de buscar atención médica adecuada. Un diccionario médico is simplemente una herramienta que can help una persona become more un activo participante en adquirir conocimientos.

Roots, Prefixes, and Suffixes/ Raíces, prefijos, y sufijos

Eight "key points" to consider below:

1. Medical words can be broken down into three parts, prefixes, roots, and suffixes. Depending on the word, medical terms can have one, two, or all three parts.

Palabras médicos puede descomponerse en tres partes, prefijos, sufijos y raíces. Dependiendo de la palabra, términos médicos puede tener una, dos o las tres piezas.

2. When deciphering a word, always start at the suffix (end), then go to the beginning (prefix or root).

Cuando el descifrar una palabra, comenzar siempre por el sufijo (final), luego vaya al inicio (prefijo o root)

3. If a term has two root words, it is joined by a combining vowel

Si una expresión tiene dos palabras raíz, que se suma una combinación vocal

4. A term with a root and a suffix, a combining vowel is used when the suffix begins with a consonant.

Un término con una raíz y un sufijo, combinando una vocal se utiliza cuando el sufijo comienza con una consonante.

5. Prefix: A prefix is placed at the beginning of a word to modify or change its meaning. "Pre" means "before." Prefixes may indicate a location, number, time, direction, why, or position.

Un prefijo is colocarse al comienzo of una palabra la buena nueva a toda modificación o cambio its significado. "Pre" significa "antes." Los prefijos may indicar una ubicación, número, tiempo, la dirección, ¿por qué, o posición.

6. Root: central part of a word. A combining vowel may be needed between two root words or a root and a suffix.

Raíz: parte central of una palabra. Una combinación vocal puede ser necesario between dos palabras raíz o una raíz y un sufijo.

7. Suffix: The ending part of a word that modifies the meaning of the word, for example, "cardiology". The root is ""cardi" and the suffix is "logy". It can also refer to a condition, disease, disorder, or procedure.

El artículo final de una palabra que modifica the sentido of la palabra,por ejemplo, "cardiology". La raíz es ""cardi" y el sufijo es "logy". Refieren a un estado, la enfermedad, trastorno o procedimiento.

Knowing the individual meanings of certain suffixes can help in understanding the term. When looking at a term that includes the suffix "itis," this indicates that the condition causes inflammation, as in the word "gastritis", inflammation of the stomach.

Conocer los significados individuales de sufijos puede ayudar en comprender el término.El sufijo "itis", es la condición que causa inflamación, como en la palabra "gastritis", inflamación del estómago.

8. A combining vowel / Una combinación vocal (usually an o) - used to bind the root to the suffix or to another root.

Let's take a look at the word "gastroenteritis", this word has two roots that is combined by the vowel "o". Gastr and enter are the root words of the word gastroenteritis. There is still one more part to decipher, the suffix "itis", now we are able to define the word. Gastroenteritis means the inflammation of the stomach and intestines. A good habit in deciphering medical terms is to start with the suffix (at the end), then go to the beginning of the word, which would either be a prefix or a root word and determine its meanings.

Echemos un vistazo a la palabra "gastroenteritis", esta palabra tiene dos raíces que se combina con la vocal "o". Gastr y enter son las palabras raíz de la palabra gastroenteritis. Todavía hay una parte más de descifrar, el sufijo "itis", ahora somos capaces de definir el sentido de la palabra. Gastroenteritis significa la inflamación del estómago y los intestinos. Un buen hábito en descifrar términos médicos es la de empezar con el sufijo (al final), luego vaya al inicio de la palabra, que se un prefijo o la palabra raíz y determinar sus significados.

So let's do the word gastroenteritis again, go to the end of the word, and you will find the suffix "itis" that means inflammation. Next, go to the beginning of the word, you'll find the root word 'gastr" which means stomach. And lastly the next root word is "enter" that means intestines.

Decoding the parts of a medical term, and putting all together helps us determine the definition of the word or words.

Applying what we have learned so far:
Aplicar lo que hemos aprendido hasta ahora

•You go to the doctor and tell him/her you're experiencing stomach pain. You point to the upper region of your belly. The doctor examines you and concludes that you are having "epigastric" symptoms.

•You hear the word EPIGASTRIC and think "OMG, what is that?" Let' examine just exactly what that means.

•Let's break this word up into separate parts. Vamos a romper ésta palabra en partes separadas. Remember a prefix is at the beginning of a word. EPI is our prefix and it means above or upper.

•Next, in the middle is our root, GASTR, which means STOMACH.

•And last at the end, we have IC, which means PERTAINING TO.

•Now you understand that the pain resides(located) in the upper region of your stomach (epigastric).... Easy.... right !

•If the doctor runs a series of tests, don't be alarmed when he tells you the diagnosis is "gastroenteritis". Most people are ready to hit the roof, because they thought the word "epigastric" was severe enough. At first glance at this long word, one could be very confused about the definition, but you now know how to break it down into individual parts.

Si el doctor ejecuta una serie de pruebas, no se alarme cuando dice que el diagnóstico es "gastroenteritis". Al primera vista en esta palabra larga, uno podría ser muy confundido acerca de la definición, pero ahora ya sabe cómo dividirlo en partes individuales.

•Once you know what a prefix, root, or suffix means, it is much easier to break a word down or put a word together again . In the following pages, is a list to the meanings to some common prefixes, suffixes and roots. You will also see how combining vowels are used to make combining forms, which is simply a combination of a root and a combining vowel. We will start with prefixes.

Some Prefixes to Get You Started:

Algunos prefijos para empezar

A,an- = no, not, without. e.g., anemia which means a decrease in the number of red blood cells, disminución en el número de glóbulos rojos en la sangre

Ab- = away, e.g., abduction-away from the midline or body, lejos de la línea media o cuerpo

Ad- = adduction, e.g., towards the midline or body, hacia la línea media o cuerpo

Ambi- = both sides, e.g., ambidextrous, able to use both hands with equal skill
Capaz de utilizar las dos manos con la misma habilidad

Andro- = male, e.g., androgen, male sex hormone
Andrógeno, hormona sexual masculine

Anti- = against, e.g., antibacterial- against bacterial growth, contra crecimiento bacteriano

Bi- = two, double, e.g., bilateral

brady- = slow, e.g., bradycardia, slow beating heart, ritmo cardíaco lento

circum- = around, e.g., circumduction, move in a circular pattern

diplo- = double, e.g., diplopia, double vision, visión doble

dys- = abnormal, difficult, painful, e.g., dysfunctional, Anormal, difíciles y dolorosas

ecto- = outside, e.g., ectoderm, ectodermo

endo- = inside, e.g., endoscopic, endoscópico

epi- = above, e.g., epidermis, outermost layer of the human skin,
capa más externa de la piel humana

erythro- = red, e.g., erythrocyte, eritrocito, glóbulos rojos en la sangre

eu- = true, normal, e.g., eucalypyus oil

ex/o- = out of, e.g., exoskeleton, exoesqueleto, an external or outer skeleton

extra- = outside, e.g., extracellular, fuera de la célula

hemi- = half, e.g., hemiplegia, paralysis to one side of the body
parálisis de un lado del cuerpo

hyper- = high,excessive, e.g., hypertension, high blood pressure, hipertensión

hypo- = under, decreased, e.g., hypoglycemia, low blood sugar
bajo nivel de azúcar en la sangre

In- = in, into. e.g., incision, incision, cutting into a body tissue or organ
Cortar en un tejido corporal

infra- = below, debajo, abajo

inter- = between, en medio, de por medio, entremedias

intra- = within, dentro, adentro, por dentro, e.g., intracellular

iso- = equal, igual, e.g., isotonic

leuko- = white, de color blanco, e.g., leukocytes

macro- = large, grande, e.g., macrophages

mal- = bad, poor, e.g., malnutrition, desnutrición

melano- = black, dark, de color negro, e.g., melanocyte

micro- = small, pequeño, e.g., microorganisms

noct/i- = night, noche, e.g., nocturia

ortho- = correct,straight, e.g., orthopedics, ortopedia

para- = beside, e.g., parathyroid, paratiroides

peri- = around, e.g., peripheral, periférico

post- = after, e.g., post-anesthesia, después de la anestesia

pre- = before, e.g., precancerous, precanceroso

pseudo- = false, e.g., pseudopod, seudópodo

re- = back, again, e.g., regurgitation, regurgitación

sclero- = hardening, hard, endurecimiento, e.g., sclerostomy

semi- = half, mitad, e.g., semilunar valve

sub- = below, e.g., subdural space, espacio subdural

super- = above, arriba, encima, e.g., superficial

supra- = above, e.g., suprarenal glands, las glándulas suprarrenales

tachy- = fast, e.g., tachycardia, taquicardia

ultra- = beyond, e.g., ultrasound, ultrasonido

Some Suffixes to Get You Started

al- = pertaining to, pertinente a, e.g., vaginal

ase- = enzyme, enzima, e.g., lactase

blast- = bud, precusor, e.g., blastic, hematoblast, hematoblasto

centesis- = puncture, perforar, penetrar a través de, e.g., amniocentesis

cidal- = kill, e.g., bactericidal, bactericida, microbicida

cyte- = cell, e.g., leukocytes, leucocito, glóbulo blanco

ectomy- = cut out, e.g., hysterectomy, histerectomía

emia- = blood, sangre, e.g., anemia

emesis- = vomit, vomitar, e.g., hyperemesis

genesis- = producing, producer, e.g., osteogenesis

gram- = written record, e.g., electrocardiogram, electrocardiograma

ia- = condition, diseased, e.g., anoxia

ic- = pertaining to, e.g., anesthetic, anestésico

ism- = state of, e.g., astigmatism, astigmatismo

itis- = inflammation, e.g., osteoarthritis, osteoartritis

logy- = study of, estudio de, e.g., biology

lyte- = dissolve, e.g., electrolytes, electrólito

lytic- = destroy, e.g., hemolytic, hemolítico

mania- = excessive enthusiasm or desire, phagomania

megaly- = enlargement, engrandecimiento, abnormally large, e.g., cardiomegaly

meter- = instrument for measurement, e.g., thermometer

ologist- = person who studies or practices, e.g., cardiologist, cardiólogo

oma- = tumor, e.g., lipoma

opia- = vision, vision, e.g., diplopia

opsy- = to see, view, examine, ver, examiner, e.g., biopsy, biopsia

orrhea- = excessive flow, exceso de flujo, or discharge, e.g., rhinorrhea

orrhexis- = rupture, ruptura, e.g., hysterorrhexis

osis- = abnormal production, e.g., leucocytosis, leucocitosis

ostomy- = create an artificial opening, e.g., tracheostomy

otomy- = cut into, incision, e.g., tracheotomy, traqueotomía

oxia- = oxygen, oxígeno, e.g., anoxia

pathy- = disease, enfermedad, e.g., hepatopathy

sclerosis- = hardening of, endurecimiento, e.g., atherosclerosis

scope- = visual examination with instrument, examen visual con instrumento e.g., microscope

sepsis- = infection, infección, contagio, asepsis

spasm- = involuntary muscle contraction. e.g., myospasm, mioespasmo

stasis- = control or stop, e.g., homeostasis, homeostais

tomy- = cutting, cortar, e.g., osteotome

Some Roots to Get You Started:

aden = gland, e.g., adenoma

angi- = vessel, e.g., angioplasty, angioplastía

arachn- = spider-like in appearance, e.g., arachnoid

arthr- = joint, e.g., arthralgia, artralgia

bar- = pressure, presión, e.g., barometer

bio- = pertaining to life, pertenecientes a la vida, e.g., biological

bachi- = arm, brazo e.g., brachial artery

bronch- = windpipe, e.g., bronchitis, bronquitis

bucc- = cheek, mejilla, cachete, e.g., buccal fat pad

capit- = head, cabeza, e.g., capitis

carcin- = cancer, e.g., carcinogen, carcinógeno

cardi- = heart, corazón, e.g., cardiology

caud- = tail, cola, rabo, e.g., cauda equina

cephal- = head, e.g., cephalalgia, cefalalgia, dolor de cabeza

cervi- = neck, cuello, e.g., cervical

chole- = bile, e.g., cholesterol

chond- = cartilage, cartílago, e.g., chondrocyte

coron- = heart, costilla, e.g., coronary artery disease, enfermedad de la arteria coronaria

cost- = rib, e.g., costal cartilages

crani- = skull, e.g., cranial nerves, los nervios craneales

cyst- = bladder, vejiga urinaria, e.g., cystoscopy

cyt- = cell, e.g., cytology, citología

dendr- = root, raíz e.g., dendrites

dent- = tooth, e.g., dentalgia, dolor de muelas

derm- = skin, e.g., dermatitis

dura- = hard, e.g., dura mater, membrana dura externa que cubre el cerebro y la médula espinal

entero- = intestine, intestino, e.g., enteritis

erythro- = red, e.g., erythrocyte sedimentation rate (ESR), tasa de sedimentación de eritrocitos

fovea- = pit, e.g., fovea centralis

gastr- = stomach, e.g., gastric atrophy, atrofia gástrica

glia- = glue, goma, adhesivo e.g., gliacyte

gloss- = tongue, lengua, e.g., glossoepiglottic

glyco- = sugar, e.g., glycogen, glicógeno

gnath- = jaw, mandíbula, e.g., gnathitis

gyn- = female, e.g., gynecology, ginecología

hem- = blood, e.g., hematologist, hematólogo

hepat- = liver, hígado, e.g., hepatic adenoma

hist- = tissue, e.g., histologic technician

hydr- = water, e.g., hydrochloric acid, ácido clorhídrico

hyster- = uterus, útero, e.g., hysteralgia

labi- = lip, labio, e.g., labia majora

lenti- = bean shape, e.g., lenticular body, cuerpo lenticular

leuko- = white, e.g., leukocyte adherence test, adhesión leucocitaria prueba

lingua- = tongue, e.g., lingual leukoplakia, la leucoplasia lingual

lipo- = fat, e.g., lipoid, lipoide, sustancia grasosa

lith- = stone, piedra, e.g., lithogenic

macul- = spot, e.g., maculopapules

mal/o = bad

mamm- = breast, pecho, e.g., mammography, mammoplasty

mater- = mother, e.g., maternity, maternidad

morph- = form, e.g., morphology, morfología

myo- = muscle, músculo, e.g., myocardial infarction

nate- = birth, nacimiento, e.g., neonatal intensive care unit (NICU)

necro- = dead, muerto, e.g., necrosis

nephr- = kidney, riñón, e.g., nephroscopy

neur- = nerve, nervio, e.g., neuritis

oculo- = eye, ojo, e.g., ocular muscles

onco- = tumor, e.g., oncology, oncología

oo- = egg, huevo, óvulo, e.g., oophoritis

opth- = eye, e.g., opthalmoscopic examination

orbi- = around, alrededor de, e.g., orbicularis muscle paralysis

ost- = bone, hueso, e.g., osteomyelitis

oto- = ear, oreja, e.g., otorrhea

patho- =disease, e.g., pathogenesis, pathology, patogenia, patología

parietal- = wall, muro, e.g., parietal pleura

pec- = chest, pecho, e.g., pectoralis major, pectineus

ped- = child, e.g., pediatric nursing, enfermería pediátrica

peps- = digest, e.g., pepsinogen, materia que ayuda al proceso de la digestión

phag- = to eat, swallow, para comer, tragar, e.g., phagocytosis

phleb- = vein, vena, e.g., phlebitis

phon- = sound, sonido, e.g., phonocardiography

pia- = soft, suave, e.g., pia mater

pil- = hair, pelo, e.g., piloerection (goose bumps)

pneumo- = air, aire, e.g., pneumocentesis

pneumono- = lung, pulmón, e.g., pneumonocyte

pod- = foot, pie, e.g., podiatrist

pulmon- = lung, e.g., pulmonary airway, las vías aéreas pulmonares

ren- = kidney, e.g., renal artery, arteria renal

rhino- = nose, e.g., rhinology, rinología

sarc- = muscle, e.g., sarcocarcinoma

scler- = hard, e.g., sclerodermatitis

sept- = contamination by organisms, contaminación por microorganismos, septicemia

soma- = body, e.g., somatic, somático

stoma- = mouth, boca, e.g., stomatoplasty

therm- = heat, calor, e.g., thermobiotic

tympan- = drum, tambor, e.g., tympanic membrane

uter- = womb, vientre, matriz, útero, e.g., uterine contraction

vas- = vessel, vasija, contenedor, e.g., vascular

vent- = belly, barriga, abdomen, e.g., ventral

viscer- = organ, e.g., visceral sensation, sensación visceral

Understanding Combining Vowels and Combining Forms:

A combining vowel is exactly that, a vowel, and typically it is the letter "o". We can use "o" to combine two root words or/and a root word and a suffix. For example, the word "hepatopathy" has hepat (root word), o is the combining vowel, and pathy is the suffix. Remember that the combining vowel is used when the first letter of the suffix begins with a consonant.

Una combinación vocal es exactamente eso, una vocal, y normalmente es la letra "o". Podemos usar "o" para combinar dos palabras raíz o/y la palabra raíz y un sufijo. Recuerde que la combinación vocal se utiliza cuando la primera letra del sufijo comienza con una consonante.

Now a combining form is simply the name we give to the root word that is accompanied with the combining vowel. For example, the combining form of "hepatopathy" is "hepat/o".

Ahora una combinación de forma es simplemente el nombre que damos a la palabra de la raíz que se acompaña con la combinación vocal. Por ejemplo, la combinación de forma de "hepatopathy" es "hepat/o".

'O" is used as a combining vowel in the examples below.

"O" se used as una combinación vocal de los ejemplos a continuación.

Encephal/o = brain, cerebro, e.g., electroencephalogram which is a record of the electricalactivity in the brain. Electroencefalograma es un registro de la actividad eléctrica del cerebro.

Carcin/o = cancerous, cancer causing, canceroso, maligno, e.g., carcinoma, which is a growth or a tumor that is cancerous or can cause cancer. A carcinogen causes cancer.

Gynec/o = female, woman. e.g., gynecomastia which is the presence of female breasts in a male. Gynecology is the study of the female body and reproductive organs. Ginecología es the estudio de el cuerpo femenino por esto órganos reproductivos.

Rhin/o = nose. e.g., rhinoplasty which is surgical (plastic) repair of the nose.
La rinoplastia which is quirúrgico (plástico) reparación de the nariz.

Hemat/o, hem/o = blood. e.g., Hemoglobin is a protein that helps carry oxygen in the blood. The oxygen molecule attaches itself onto the hemoglobin.

La hemoglobina is una proteína that ayuda a transportar el oxígeno en la sangre. La molécula de oxígeno atribuye the itself en la hemoglobina.

Let's practice more!

Acou/o or acousto/o = hearing
Neur/o = nerve
Oma = tumor

What does acoustic neuroma mean? We could say it is a tumor of the hearing nerve....but a better word for hearing is the word "auditory", it sounds more medical.

An acoustic neuroma is a benign tumor located at the auditory nerve (ear).
El neuroma acústico es un tumor benigno localizado en el nervio auditivo.

Aden/o = gland
it is = inflamation
What's adenitis?
This one is pretty easy. "adenitis" is the inflamation of a gland. Inflamación de una glándula.

Try the word "adenocarcinoma"

adeno = gland

carcin= cancer-related

oma= tumor

Adenocarcinoma is a malignant tumor of a gland.

El adenocarcinoma es un tumor maligno de una glándula.

Remember whenever you see "mal/o" as in the word malignant, it means something bad.

Recuerde siempre que usted vea "mal/o" como en la palabra "malignant", significa que hay algo mal.

Write in the correct answer:

Escribir en la respuesta correcta:

epi- =

erythro- =

eu- =

ex/o- =

extra- =

hemi- =

hyper- =

hypo- =

In- =

infra- =

mamm- =

mater- =

morph- =

myo- =

nate- =

necro- =

nephr- =

neur- =

bachi- =

bronch- =

bucc- =

capit- =

carcin- =

33

cardi- =

caud- =

cephal- =

cervi- =

chole- =

chond- =

coron- =

cost- =

crani- =

cyst- =

cyt- =

Great let's leave this chapter behind for now.....remember to come back to review anytime. There's no shame going over this chapter again, in fact I encourage everyone to do it...repetition is always good!

 Gran dejemos este capítulo detrás de ahora...no olvide volver a revisar en cualquier momento. No es ninguna vergüenza en este capítulo, de hecho os animo a todos a hacer ... repetición siempre va bien.

2 The Cardiovascular system

The circulatory system is made up of the heart, blood and blood vessels. There are different types of blood vessels in the human body: the arteries, capillaries,and veins. The blood vessels are like tubes that branch off into smaller and smaller channels until they arrive at the muscles, epithelial, nervous and connective tissues within the body. The circulatory systems distribute blood with nutrients. Circulation also allows hormones to be delivered to all tissues of the body. Hormones contribute to the growth and repair of the body.

El sistema circulatorio está formado por el corazón, la sangre y los vasos sanguíneos. Hay diferentes tipos de vasos sanguíneos en el cuerpo humano: las arterias, capilares y venas. Los vasos sanguíneos son como tubos que rama en pequeños canales hasta llegar a los músculos, epiteliales, nervioso y de los tejidos conectivos en el cuerpo. Los sistemas circulatorios distribuir sangre con nutrientes. El circulación entrega hormonas a todos los tejidos del cuerpo. Las hormonas contribuyen al crecimiento y reparación del cuerpo.

Muscles can receive all the nutrients and oxygen needed to perform at incredible levels during intense physical activity. This complex blood network must insure that every part of the body is continuously saturated with oxygenated blood down to the smallest cell.

Each and every cell in the body requires energy to perform various activities. While performing these activities, oxygen and nutrients is transported to these cells. Waste materials generated by the result of metabolic activities of the cells is removed and delivered to the excretory organs. Blood is circulated throughout the entire body by the pumping action of the heart.

Cada célula en the cuerpo necesita energía para llevar a cabo actividades. Mientras se llevan a cabo estas actividades, el oxígeno es transportado a las células. La sangre se distribuye por todo el cuerpo por la acción de bombeo del corazón.

The Heart

The heart is a hollow muscular sac which is divided into four separate chambers. These chambers are separated by muscular walls. The right atrium, right ventricle, left atrium, and the left ventricle are the chambers of the heart. The heart's job is to drive the circulation by contracting and propelling blood, thus making it available to the entire body. All the atria and ventricles of the heart contract and relax at appropriate times. Since ventricles have to pump blood into various organs with high pressure, they have thicker walls than atria (the plural form of atrium is atria.) .

El corazón es un saco muscular hueco which four está dividido en cámaras separadas. Estas cámaras separadas by are paredes musculares. La aurícula derecha, ventrículo derecho, atrio izquierdo y el ventrículo izquierdo son las cámaras del corazón. El corazón de la buena nueva a toda unidad de trabajo is la circulación por las Partes contratantes y propulsar la sangre, por lo que la buena nueva a toda the it disponible todo el cuerpo. Todas las aurículas y los ventrículos del corazón se contraen the at appropriate y relajarse. Desde los ventrículos have bomba la buena nueva a toda la sangre órganos into various with alta presión, they tienen paredes más gruesas de aurículas

The walls of the heart consists of three layers, the myocardium, endocardium, and epicardium. Let's discuss in more detail how blood is pumped throughout our bodies. Right side of the heart receives blood that is low in oxygen from the anterior and inferior vena cava veins, blood is deposited into the right atrium.

Las paredes del corazón se compone de tres capas, el miocardio, endocardio y epicardio. Veamos con más detalle cómo se bombea sangre a todo nuestro cuerpo. Lado derecho del corazón recibe sangre pobre en oxígeno de la anterior y de la vena cava inferior las venas, la sangre se deposita en la aurícula derecha.

When the right atrium contracts, it delivers blood through the tricuspid valve into the right ventricle. The right ventricle pumps blood through the semilunar valve to the pulmonary artery into the lungs where it will receive a fresh supply of oxygen. After receiving oxygen, the blood is now ready to enter the left atrium of the heart. Once the oxygenated blood enters the left atrium ,via the pulmonary vein, the left atrium contracts and blood enters the left ventricle throught the left atrioventricular valve. In the left ventricle, the blood is forced out into the aortic artery via the aortic valve. At the aorta, the blood is then distributed through a series of arteries,arterioles,and capillaries.

Cuando la aurícula derecha se contrae, la sangre se ofrece a través de la válvula tricúspide en el ventrículo derecho. El ventrículo derecho bombea la sangre a través de la válvula sigmoidea de la arteria pulmonar hacia los pulmones, donde se recibirá un nuevo suministro de oxígeno. Después de recibir oxígeno, la sangre está listo para entrar la aurícula izquierda del corazón. Una vez que la sangre oxigenada entra en la aurícula izquierda ,a través de las venas pulmonares, la aurícula izquierda se contrae y la sangre entra en el ventrículo izquierdo a través de la válvula atrioventricular izquierda. En el ventrículo izquierdo, la sangre se ve obligada a la arteria aorta a través de la válvula aórtica. En la aorta, la sangre se distribuye a través de una serie de las arterias, arteriolas y capilares.

Once the blood has arrived to the capillaries, there is an exchange of oxygen and nutrients at the cellular level. Also appearing at the cellular level, carbon dioxide and toxic waste is being transported to the capillaries. Now blood that has been depleted of oxygen returns to the heart by way of the veins. The deoxygenated blood enters the right atrium and now it is ready again to enter the lungs to start process all over again.

Una vez que la sangre ha llegado a los capilares, se produce un intercambio de oxígeno y nutrientes a nivel celular. También aparecen en el nivel celular, el dióxido de carbono y desechos tóxicos se está trasladando a los capilares. Ahora que la sangre ha sido desprovista de oxígeno vuelve al corazón por medio de las venas. La sangre no oxigenada entra en la aurícula derecha y ahora está dispuesto a ingresar a los pulmones para iniciar el proceso de nuevo.

What are heart valves? Heart valves prevent the blood from flowing backward, they control the traffic of blood so that it travels in only one direction. Keeping control of the blood in one direction is essential in maintaining efficiency.

¿Qué son las válvulas del corazón? Las válvulas del corazón prevenir que la sangre fluya hacia atrás, controlar el tráfico de sangre y que viaja en una sola dirección. Mantener el control de la sangre en una sola dirección es esencial para mantener la eficiencia.

The opening and closing of the heart valves is dependent on the changes of blood pressure. On the right side of the heart, between the right atrium and the right ventricle, we have the tricuspid valve, also called the right atrioventricular valve. The second valve, is called the pulmonic valve or pulmonic semilunar valve and serves as the doorway between the right ventricle and the pulmonary artery.

La apertura y el cierre de las válvulas del corazón depende de los cambios de la presión arterial. En el lado derecho del corazón, entre la aurícula y el ventrículo derecho, tenemos la válvula tricúspide, también llamada válvula atrioventricular derecha. La segunda válvula, se llama la válvula pulmonar o válvula sigmoidea pulmonar y sirve como la puerta entre el ventrículo derecho y la arteria pulmonar.

Between the left atrium and the left ventricle, lies the mitral valve (also called bicuspid valve or left atrioventricular valve). Finally, the aortic valve(aka aortic semilunar valve) separates the ventricle and the aortic artery.

Entre la aurícula izquierda y el ventrículo izquierdo, se encuentra la válvula mitral (también llamada válvula bicúspide o válvula atrioventricular izquierda). Por último, la válvula aórtica separa el ventrículo y la arteria aorta.

Our explanation of the heart was a step by step process, but in real time, these contractions and blood transport are occurring simultaneously at the same time.

Nuestra explicación del corazón era un proceso paso a paso, pero en tiempo real, estas contracciones y transporte sangre se producen simultáneamente y en el mismo tiempo.

So let's review the flow of blood one more time:

A. Blood returns to the heart via the Superior vena cana and Inferior vena cava

   La sangre vuelve al corazón a través de la vena cava superior cana y de la vena cava inferior

B. This returning blood is deoxygenated and needs to replenish itself with "O2"

   Esta vuelta es sangre desoxigenada y necesidades de reconstituirse con "O2"

C. First stop is the right atrium

   Primera parada es la aurícula derecha

D. Poorly oxygenated blood leaves the right atriun through the tricuspid valve

   Mala sangre oxigenada atriun deja el derecho a través de la válvula tricúspide

E. Remember that tricuspid valve is aka "right atrioventricular valve"

   Recuerde que la tricúspide es también conocido como "válvula atrioventricular derecha"

F. After passing through the tricuspid valve, blood enters the right ventricle

   Después de pasar a través de la válvula tricúspide, la sangre entra en el ventrículo derecho

G. When the right ventricle contracts, it pushes the blood to the pulmonary valve

Cuando el ventrículo derecho se contrae, se empuja la sangre a la válvula pulmonar

H. Pulmonary valve allows the blood to pass through it

Válvula pulmonar permite que la sangre pase a través de él

I. Behind the pulmonary valve, blood travels up the pulmonary trunk

Detrás de la válvula pulmonar, la sangre se traslada hasta el tronco pulmonar

J. The pulmonary trunk divides into a right and left pulmonary artery

El tronco pulmonar divide en un derecho y arteria pulmonar izquierda

K. Blood now travels through the right and left pulmonary arteries to the lungs

Ahora la sangre viaja a través de la derecha y la izquierda las arterias pulmonares hacia los pulmones

L. At the lungs where we see an exchange of gases, blood uptakes "O2"

En los pulmones, donde podemos ver el intercambio de gases, absorciones sangre "O2"

M. Now oxygenated blood is ready to leave the lungs via the pulmonary veins

Ahora sangre oxigenada está listo para dejar los pulmones a través de las venas pulmonares

N. Through the pulmonary veins, the blood enters the left atrium

A través de las venas pulmonares, la sangre entra en la aurícula izquierda

O. Blood leaves the left atrium via the left atrioventricular valve

La sangre sale de la aurícula izquierda a través de la válvula atrioventricular izquierda

P. Atrioventricular valve is aka the mitral valve or bicuspid valve

Válvula Atrioventricular aka es la válvula mitral o bicúspide válvula

Q. Oxygenated blood has arrived in the left ventricle

Sangre oxigenada ha llegado en el ventrículo izquierdo

R. When the left ventricle contracts, blood is propelled to the Aorta

Cuando el ventrículo izquierdo se contrae, se impulsa la sangre hacia la aorta

The Arteries/ Las arterias

Arteries have thick, muscular walls, and possess elastic properties that are controlled by hormones and other signals from the central nervous system. Arteries carry blood away from the heart via a network of complicated blood vessels. They are also necessary for the protection of the heart, as they are able to resist the high pressures that exist near it. The heart pulse can be felt from the artery, common points are at the following arteries: brachial, carotid, dorsalis pedis, femoral, radial, and temporal.

Las arterias tienen paredes musculares gruesas y poseen propiedades elásticas que están controlados por hormonas y otras señales de the sistema nervioso central. El corazón de pulso se puede sentir de la arteria, puntos en común se encuentran en las siguientes arterias: braquial, carótida, dorsalis pedis, femoral, radial, y temporal.

The Arterioles

Arteries get smaller as they get further away from the heart. Like the arteries, arterioles work by carrying the blood away from the heart and out into the different tissues in the body.

Capillaries

The capillaries are the smallest blood vessels in the body and are mainly responsible for the delivering oxygen and other nutrients to the tissues in the body. They are so small that you wouldn't be able to see them without using a microscope. The process of the distribution of the oxygen to several tissues in the body is called diffusion, and it is the process that allows for cells to absorb energy.

Los capilares son los vasos sanguíneos más pequeños del cuerpo. Capillares son tan pequeño, que se necesita un microscopio para verlos.

Veins

Arteries are more thicker and muscular than veins. Veins are formed from smaller veins called venules. The blood pressure in the veins is normally lower because it is further away from the heart's contracting force.

Las arterias son más gruesas por esto de las venas. Las venas musculares se forman a partir de las venas denominadas pequeñas vénulas. La presión sanguínea en las venas es normalmente inferior porque está más lejos de el corazón de contratación vigente.

The veins carry the blood back to the heart. Blood returning to the heart is deficient of oxygen, nutrients and waste products. Veins collect deoxygenated blood from all parts of the body. Pulmonary veins bring oxygenated blood from lungs to left atrium.

Recoger las venas sangre desoxigenada de todas las partes de cuerpo. Las venas llevan sangre oxigenada desde los pulmones al atrio izquierdo.

Blood

Blood is a fluid connective tissue which is red in color because of hemoglobin. Our bodies contain 5-6 litres of blood. The main components of the blood are plasma and blood cells.

Nuestros cuerpos contiene 5-6 litros de sangre.

Plasma constitutes 55% of the blood and is a light yellow coloured liquid containing water, proteins, sugars, hormones, and salts.

Plasma constituye 55% de la sangre, es un líquido de color amarillo que contiene agua, proteínas, azúcares, hormonas y sales.

Blood cells constitute 45% of the blood.

Las células sanguíneas constituyen 45% del sangre.

Red Blood Corpuscles: They are also known as erythrocytes. RBC is round in shape and disc shaped with constriction in the middle. They contain a pigment called as haemoglobin and their main function is to carry oxygen. The life span of a RBC is 120 days and it is produced in the bone marrow.

En la sangre hay un pigmento llamado hemoglobina y su principal función es la de transportar oxígeno.

White blood cells are also known as leukocytes. White blood cells attack viruses, bacteria and protect us from diseases. If an invader or infection is detected, a signal is released that the White blood cell recognizes and they begin their journey to the site of the infection. They do not contain haemoglobin and hence are white in color. The leukocyte's life span is 12 days.

Glóbulos blancos también conocido as are leucocitos. Glóbulos blancos a atacar los virus, las bacterias y protegernos de las enfermedades. Si un invasor o infección se detecta, una señal que la célula de sangre blanca reconoce y comienza su viaje a el sitio de la infección. No se les do contain hemoglobina y, por lo tanto in are color blanco. Los leucocitos viven por 12 días.

Platelets or Thrombocytes:

Blood platelets are also called thrombocytes. They are small and oval in shape. They don't contain pigment and are white in colour. Their job is to plug up holes in the cellular walls. When we cut ourselves, you will notice that the flow of your blood will eventually slow down and stop. This is accomplished by the ablity of platlets to adhere to the site of injury or damage. The life span of a blood platelet is 10 days. As you can imagine a low platelet count in your blood can have a direct effect on your clotting time or ability to repair an injured site.

Las plaquetas de la sangre también llamadas trombocitos. Son pequeñas y de forma ovalada. Su trabajo consiste en tapar agujeros en las paredes celulares. Esto se logra por la posibilidad de que se adhieran a platlets el sitio de la lesión o daño. Un recuento bajo de plaquetas en la sangre puede tener un efecto directo sobre el tiempo de coagulación o la capacidad para reparar un sitio de la lesión.

Transport of Nutrients

Food is digested into the simplest form in the digestive system. Blood carries the digested food or the nutrients absorbed from the small intestine to various parts of the body. The small intestine is our primary organ of absorption because of its unique properties:

Los alimentos digeridos en la forma más sencilla en el sistema digestivo. La sangre transporta los alimentos digeridos o los nutrientes absorbidos en el intestino. El intestino delgado es el órgano principal de absorción debido a sus propiedades únicas.

a. Approximately 30 feet long

b. Folds inside the walls of the intestines

c. Villi

d. Micro-villi

The above contribute in increasing the surface area of the small intestine making it the primary organ of absorption.

Lo anterior contribuye a aumentar la superficie del intestino delgado que la convierte en el principal órgano de absorción.

If we are only talking about the absorption of water soluble nutrients, leaving the small intestines via capillaries, the first stop is to the liver via the hepatic duct, after the liver is done doing its job, the nutrients then go to other parts of the body by way of the circulatory system. Other nutrients are fat soluble, and by-pass the liver via the lymphatic system.

La primera parada es en el hígado a través del conducto hepático, luego de que el hígado se realiza haciendo su trabajo, los nutrientes, a continuación, ir a otras partes del cuerpo por medio del sistema circulatorio.

Transport of Respiratory Gases:

Oxygen is transported from the lungs to the cells. Carbon dioxide is transported from the cells to the lungs. Gases are transported by the presence of hemoglobin in the red blood cell. Hemoglobin is a large protein with four polypeptide chains each containing iron.

El oxígeno es transportados desde los pulmones a las células. El dióxido de carbono se transporta de las células a los pulmones. Los gases son transportados por the presencia de hemoglobina en los glóbulos rojos. La hemoglobina es una proteína con cuatro grandes cadenas polipétidicas únicas cada una de las cuales contiene hierro.

Transport of Excretory Wastes

Cells undergo metabolic reactions that produce plenty of waste. Most of the waste is toxic and can be harmful to the body. Blood transports the wastes to liver, kidney, intestines and skin.

Las células sufren reacciones metabólicas que producen gran cantidad de residuos.

Transport of Hormones

The hormones are synthesised far from their site of action. Blood is necessary for transporting the hormones so that they can have their effect at numerous sites in the human body.

La sangre transporta las hormonas para mantener sus efectos biológicos y químicos en el cuerpo humano.

Blood and Immune System

The leukocytes are phagocytes that engulf bacteria and micro-organisms because they are harmful to our well-being. The lymphocytes release antibodies, that are special protein molecules that act against specific proteins present on the surface of the germs. These proteins are called the antigens. The blood facilitates the transport of phagocytes to the battle zone of harmful organisms and is part of an important complex immune system.

Los leucocitos fagocitan bacterias y los microorganismos debido a que son perjudiciales para nuestro bienestar. Los linfocitos de anticuerpos, so moléculas de proteínas especiales. La sangre facilita el transporte de los fagocitos a la zona de combate de los organismos nocivos y es parte de un importante complejo sistema inmunológico.

Some Words Related to the Cardiovascular System:

Anemia: a condition of lower than normal red blood cells in the blood
Una condición de bajo de glóbulos rojos en la sangre

Angiitis: inflammation of a blood vessel
Inflamación de un vaso sanguíneo

anticoagulant: medication that helps prevent clots from forming
Medicamento que ayuda a prevenir los coágulos

antihypertensive: medication that lowers the blood pressure
Medicamentos que bajan la presión sanguínea

arteriosclerosis: thickening of the arterial walls and loss of elasticity
Engrosamiento de la pared arterial y pérdida de elasticidad

atria: the upper two chambers of the heart
Las dos cámaras superiores del corazón

blood: fluid tissue of the body
Tejido líquido del cuerpo

blood pressure: a measurement of the pressure exerted against the walls of arteries
 Medición de la presión ejercida contra las paredes de las arterias
bradycardia: abnormal slow heart rate

Anormal frecuencia cardíaca lenta

cardiomegaly: abnormal enlargement of the heart
 Agrandamiento anormal del corazón

carditis: abnormal inflammation of the heart
 Inflamación anormal del corazón

diastolic pressure: when the heart is at rest, time of lowest pressure against arterial walls.

Cuando el corazón está en reposo, el tiempo de baja presión contra las paredes de las arterias

electrocardiogram: instrument used to record electrical activity of the heart
Instrumento utilizado para registrar la actividad eléctrica del corazón

endocarditis: inner lining inflammation of the heart
Inflamación del revestimiento interno del corazón

epicardium: external layer of the heart
Capa externa del corazón

heart murmur: abnormal heart sound
Sonidos cardíacos anormales

hyperlipidemia: elevated levels of cholesterol in the blood stream
Los niveles elevados de colesterol en la sangre

leukemia: a cancer of increase abnormal white blood cells
Un cáncer de aumentar glóbulos blancos anormales

mitral valve: located between the left ventricle and left atrium
Situada entre el ventrículo izquierdo y aurícula izquierda

myocardium infarction: also known as a heart attack
También se conoce como un ataque al corazón

orthostatic hypotension: a drop in blood pressure that occurs while standing up
Una caída en la presión arterial que se produce a pie

palpitation: a racing heart or pounding sensation on the chest
Corazón acelerado o palpitaciones sensación en el pecho

pericarditis: inflammation of the membranous sac that encloses the heart
Inflamación del saco membranoso que rodea el corazón

phlebitis: inflammation of the vein
Inflamación de la vena

plaque: fatty substance (cholesterol) that adheres to the inner lining of the blood vessel
El colesterol que se adhiere a las paredes internas de los vasos sanguíneos

plasmapheresis: separation of plasma from the blood
Separación del plasma de la sangre

pulmonary arteries: responsible for carrying deoxygenated blood from the right ventricle
Encargado de llevar sangre desoxigenada desde el ventrículo derecho

pulmonary semi-lunar valve: located between right ventricle and pulmonary artery

Situado entre ventrículo derecho y la arteria pulmonar

septicemia: overabundance of microorganisms or infection in the blood
Sobreabundancia de microorganismos o infección en la sangre

stent: a wire mesh placed in an artery to support weak walls
Malla de alambre colocado en una arteria para apoyar las paredes

systolic pressure: pressure exerted on the arterial walls during contraction of the heart
La presión ejercida sobre las paredes arteriales durante la contracción del corazón

tachycardia: abnormal fast heartbeat
Anormal latidos cardíacos rápidos

thrombus: a blood clot in an artery or vein
Un coágulo de sangre en una arteria o vena

tricuspid valve: located between the right atrium and right ventricle
Situada entre la aurícula y el ventrículo derecho

varicose veins: abnormally swollen veins, very visible on the legs
Venas anormalmente inflamadas, muy visibles en las piernas

vasoconstrictor: when the blood vessel decreases in diameter
Cuando el vaso sanguíneo disminuye de diámetro

vasodilator: when the blood vessel becomes wider
Cuando los vasos sanguíneos se ensancha

vena cava: large veins that return the blood to the heart(superior and inferior)

Las venas grandes que devolver la sangre al corazón (superior e inferior)

ventricles: the two lower chambers of the heart

Las dos cámaras inferiores del corazón

Can you answer the following questions about blood circulation?

Puede contestar las siguientes preguntas sobre circulación de la sangre?

a. The right atrium receives blood from _____?

b. The right ventricle receives blood from _____?

c. The left atrium receives blood from _____?

d. The left ventricle receives blood from _____?

e. The right atrium sends blood to the _____?

f. The right ventricle sends blood to the _____?

g. The left atrium sends blood to the _____?

h. The left ventricle sends blood to the _____?

Answers to previous questions:

a. superior and inferior vena cava

b. right atrium

c. pulmonary veins

d. left atrium

e. right ventricle

f. pulmonary trunk

g. left ventricle

h. Aorta

3 Human Muscular System

Setting our bodies in motion, climbing three kilometers straight to the top of the mountain, carrying luggage to the fifth floor of an apartment building, requires strength and endurance which is provided by our muscular system. Our muscular system provides us with many benefits. First of all, we have muscle tendons. Our muscle tendons helps keep our joints from falling apart, without our muscle tendons in place, we would surely be a bag of bones. The muscular system provides us with the ability to fight gravity, this is how we can stand up right with crashing to the ground, if not we would be crawling on the floor like worms. Our muscles produce movement for our skeleton system every time the muscles contract, without the ability of our muscles to produce movement, we wouldn't be able to get anywhere. Our muscles also provide or generate heat each time a contraction occurs, energy is released from the muscle, in times of extreme cold weather, this could be the difference between life or death.

Establecimiento de nuestro movimiento de los cuerpos, subiendo tres kilómetros directamente a la parte superior de la montaña, transporte de equipaje en el quinto piso de un edificio de apartamentos, requiere de fuerza y resistencia que es proporcionada por nuestro sistema muscular. Nuestro sistema muscular nos ofrece muchas ventajas. En primer lugar, tenemos los tendones. Nuestros tendones musculares ayuda a mantener las articulaciones de cayendo a pedazos, sin nuestros tendones musculares en su lugar, seguramente habría una bolsa de huesos. El sistema muscular nos proporciona la capacidad de contrarrestar la fuerza de gravedad, esta es la forma en que podemos defender derecho a estrellarse contra el suelo, si no que sería arrastrandome por el piso, como gusanos. Nuestros músculos producir movimiento de nuestro esqueleto sistema cada vez que la contracción de los músculos, sin la capacidad de nuestros músculos para producir movimiento, no seríamos capaces de llegar a cualquier lado. Nuestros músculos también proporcionar o generar calor cada vez se produce una contracción, se libera energía del músculo, en momentos de extremo frío, esto podría ser la diferencia entre la vida o la muerte.

There are three types of muscles. We will briefly discuss each one. Smooth muscle type is usually associated with the walls of hollow organs and it is also identified as an involuntary muscle. The reason we say it is an involuntary muscle is because the activities associated with it is controlled automatically, in other words, there is no real thought or consciousness in controlling this activity. The word peristalsis is associated with the digestive system and the intestines are part of this smooth muscle or involuntary muscle explanation. During peristalsis, food moves down the intestines, a coordinated squeezing movement, all done involuntary.

Hay tres tipos de músculos. Describiremos brevemente cada uno de ellos. Músculo Liso tipo se asocia generalmente con el paredes de órganos huecos y también es identificado como un músculo involuntario. La razón decimos que es un músculo involuntario es debido a que las actividades relacionadas con ella se controla de forma automática, en otras palabras, no hay un verdadero pensamiento o conciencia en el control de esta actividad. El peristaltismo es asociado con el sistema digestivo y los intestinos son parte de este músculo liso muscular involuntaria o explicación. Durante el peristaltismo intestinal, los alimentos se desplaza hacia abajo los intestinos, apretando un movimiento coordinado, todos hecho involuntario.

The cardiac muscle is our second type, it is also considered an involuntary muscle and the organ associated with this is the heart. While we sleep, our heart continues to beat throughout the night, we are seldom aware of our hearts beating unless someone startles us or if there is an underlining pathological cause creating physiological changes.

El músculo cardíaco es nuestro segundo tipo, también se le considera una muscular involuntaria y el órgano asociado a este es el corazón. Mientras dormimos, nuestro corazón sigue latiendo durante toda la noche, que raramente son conscientes de nuestros corazones latiendo a menos que alguien nos asusta o si hay una causa patológica creación destacando los cambios fisiológicos.

Finally the skeletal muscle is our third type, the skeletal muscle is attached to our skeleton and it is a voluntary muscle. When you make a decision to move from point A to point B, you have thought about it and decided to set your body in motion, thereby involving sensory and motor neurons to initiate movement.

Por último, el músculo esquelético es el tercer tipo, el músculo esquelético está conectado a nuestro esqueleto y es un músculo voluntario. Cuando haya tomado la decisión de trasladarse de un punto A al punto B, que han pensado en ello y decidió establecer su cuerpo en movimiento, que implican las neuronas sensoriales y motoras para iniciar el movimiento.

Our speech, gait, posture, and facial expressions are dependent on the proper functioning of our skeletal muscle.

Nuestro discurso, la marcha, la postura y las expresiones faciales son dependientes sobre el buen funcionamiento de nuestro músculo esquelético.
Click here to get

There are over 700 skeletal muscles that are directly or indirectly attached to our skeleton. Our skeletal muscles are approximately 50% of our total body weight. As mentioned earlier, the skeletal muscles specialize in movement and the cells are involved in the release of energy to heat our bodies. Our skeletal muscle is an organ consisting of muscle fibers, fibrous connective tissue, nerve tissue, and blood vessels.

Hay más de 700 músculos esqueléticos que están directa o indirectamente conectados a nuestro esqueleto. Nuestros músculos esqueléticos son aproximadamente el 50% de nuestro peso corporal total. Como se mencionó anteriormente, los músculos esqueléticos se especializan en el movimiento y las células están involucradas en la liberación de energía para calentar nuestros cuerpos. El músculo esquelético es un órgano compuesto de fibras musculares, tejido conectivo fibroso, tejido nervioso y los vasos sanguíneos.

So what does a skeletal muscle look like? On the surface it is striated, that means there is a pattern of alternating dark and light areas across the muscle fiber. The skeletal muscle fiber resembles cylindrical in shape and it is about the approximate diameter of a human hair. Skeletal muscle fibers are grouped together in bundles called fasciculli. Also unique to skeletal muscle's appearance is the presence of multi-nucleated cells on the surface.

Entonces, ¿qué hace un músculo esquelético? En la superficie es estriado, que significa que hay un patrón de alternancia entre las zonas oscuras y claras de la fibra muscular. La fibra muscular esquelética se asemeja de forma cilíndrica y se trata de la diámetro aproximado de un cabello humano. Las fibras del músculo esquelético se agrupan en conjuntos llamados fasciculli. Único también en el músculo esquelético la apariencia es la presencia de células nucleadas en la superficie.

Now I would like to discuss connective tissue before continuing our discussion of skeletal muscle. Connective tissue helps support, bring together, and protect organs. There are three types of connective tissue in skeletal muscle. First up is epimysium, the outermost layer that surrounds the entire muscle. Second is the perimysium, it surrounds the muscle fiber bundles, which we discussed earlier called fasciculli. And lastly, the endomysium surrounds each individual muscle fiber.

Ahora me gustaría discutir tejido conectivo antes de continuar nuestro debate del músculo esquelético. Tejido Conectivo ayuda a sustentar, reunir y proteger órganos. Hay tres tipos de tejido conectivo en el músculo esquelético. En primer lugar, está epimysium, la capa más externa que rodea todo el músculo. En segundo lugar, el perimisio, rodea la los haces de fibras musculares, que ya hemos hablado antes llamado fasciculli. Y por último, el endomisio rodea cada fibra muscular.

The above three connective tissue types are very important because they give rise to the muscle tendon that is attached to the bone (remember that muscles move bones). The definition of tendon is a collagenous connective tissue that attaches a muscle to a bone, the outside surface of a bone, and this area of the bone is called periosteum. Periosteum? Don't be too concern, it is just a name for an area located on the surface of a bone. To be more precise, periosteum is a thick layer of vascular connective tissue covering all bones. Some of the many collagen fibers of the outer layer are continuous with the tendon is that attach muscle to bone and some penetrate even further into the bone matrix. The periosteum provides a strong bond that holds the tendon to bone, and a strong anchor for the muscle.

 Los tres tipos de tejido conectivo son muy importantes ya que dan lugar al músculo tendón que se pega al hueso (recuerden que los músculos mueven los huesos). La definición de tendón es un tejido conectivo colágeno que fija un músculo a un hueso, la superficie exterior de un hueso se llama periostio. Periostio? No ser demasiado preocupante, no es más que un nombre para un área que se encuentra en la superficie de un hueso. Para ser más precisos, periostio es una gruesa capa de tejido conectivo vascular todos los huesos. Algunas de las muchas fibras de colágeno de la capa exterior se continuo con el tendón que fijan el músculo al hueso y algunos penetrar aún más en la matriz ósea. El periostio proporciona un fuerte vínculo que tiene el tendón al hueso, así como un fuerte apoyo para el músculo.

Remember earlier we mention that the heart was a muscle, your heart requires maintenance in the form of physical activity. Keep in mind that whatever exercise program or routine you adopt, it should be one that is flexible and approved by your family doctor.

Recuerde antes hemos mencionado que el corazón es un músculo, el corazón necesita mantenimiento en forma de actividad física. Tenga en cuenta que cualquier programa de ejercicios o rutina que se adopte, debe ser una que sea flexible y aprobado por su médico de familia.

I have several exercise routines that I can choose from because my daily schedules change drastically from one week to the next. This will help you maintain some sort of exercise program no matter what surprising changes that may occur in your day. There is no excuse for not doing some exercise every day. Let's talk about my leg routine that doesn't require me to be in the gym. Let's say I have no time to go to the gym and I will be stuck in the office for most of the day. I simply fall back into my most simplistic leg workout.

Tengo varias rutinas de ejercicio que puedo elegir porque mi horario diario cambiar drásticamente de una semana para otra. Esto le ayudará a mantener algún tipo de programa de ejercicio no importa qué sorprendente los cambios que se produzcan en su día. No hay excusa para no hacer ejercicio cada día.

Hablemos de mi pierna rutina que no me exigen que en el gimnasio. Digamos que no tienen tiempo para ir al gimnasio y voy a estar pegado en la oficina durante la mayor parte del día. Simplemente quiero volver a caer en mi pierna más simple entrenamiento.

Squatting can be done in your office, home, while talking on the phone with a client or your professor. I like to do half squats or simply use my chair as a guide behind me. Begin in a standing position with your chair behind and lower yourself as if you were going to sit down. As soon as your buttock touches the chair, return to a standing position. You have just completed one repetition of a squat. Now I normally do 20 repetitions per squat set. But if you are just starting, I recommend that you keep your repetitions to a maximum of 10 repetitions per set. Of course in a busy office one cannot take the time out to do several sets, but doing a set here and there throughout the day and you will be surprised of how many sets you can do at work. You will be surprised also that many people in your office will begin mimicking your routine. This is a great way to increase circulation throughout your entire body maintaining a high level of alertness because you are delivering oxygenated blood to your brain. The squatting exercise will build strong muscles to your lower body.

Cuclillas se puede hacer en la oficina, en casa, mientras habla por teléfono con un cliente o su profesor. Me gusta a medio hacer sentadillas o simplemente usar mi silla como una guía detrás de mí. Comenzar en posición de pie detrás de la silla y bajar como si fuera a sentarse. Tan pronto como la nalga toca la silla, volver a una posición de pie. Acaba de completar una repetición de una sentadilla. Normalmente lo hago ahora 20 repeticiones por sentadilla. Pero si usted apenas está comenzando, le recomiendo que mantenga las repeticiones a un máximo de 10 repeticiones por serie. Por supuesto en la oficina uno no puede tomar el tiempo necesario para hacer varios conjuntos, pero haciendo un juego aquí y allá a lo largo de todo el día y usted se sorprenderá de cómo muchos juegos que puedes hacer en el trabajo. Usted será sorprendido también que muchas personas en su oficina comenzarán imitando su rutina. Esta es una gran manera de aumentar la circulación en todo el cuerpo manteniendo un alto nivel de alerta ya que están entregando sangre oxigenada al cerebro. La ocupación se fortalezca sus músculos de la parte baja de su cuerpo.

A strong heart can be only maintained by a proper exercise and proper diet program. So if you want to reap the rewards of a long life, you will need to make the necessary adjustments in your lifestyle. If you smoke, quit, smoking has been linked to cancer and heart disease. Eat a lot of green leafy vegetables and plenty of water. Always seek the advice of a physician before beginning any exercise or diet program.

Un corazón fuerte sólo puede ser mantenida por un adecuado ejercicio y dieta adecuada. Por lo tanto, si usted desea cosechar las recompensas de una vida larga, tendrá que hacer los ajustes necesarios en su estilo de vida.

Si usted fuma, deje de fumar, el consumo de tabaco se ha asociado al cáncer y las enfermedades del corazón. Comer un montón de verduras de hoja verde y agua abundante. Siempre busque el consejo de un médico antes de iniciar cualquier ejercicio o dieta programa.

Vocabulary for the Muscular System:

achilles tendon: tendon that attaches the calf muscle to the calcaneus
Tendón que conecta el músculo de la pantorrilla y el calcáneo

adhesion: scar tissue forming, making it difficult for muscle to stretch
Tejido cicatrizado, lo que hace difícil para el músculo a estirar

atonia: lack of tone
Falta de tono

atrophy: wasting away of muscles
Desgaste de los músculos

biceps: located on the anterior surface of the humerous bone
Situado en la superficie anterior de la mujercita hueso

buccinator: also known as the cheek muscle
También conocida como la mejilla músculo

bursitis: inflammation of the bursa
Inflamación de la bursa

deltoid: covers the top of the shoulder joint
Cubre la parte superior de la articulación del hombro

dystonia: abnormal tone
Tono anormal

electromyogram: records electrical activity of skeletal muscle
Registra la actividad eléctrica del músculo esquelético

fascilitis: inflammation of fascia
Inflamación de la fascia

fasciotomy: incision into fascia
Incisión en fascia

fibromyalgia: chronic disorder producing pain in the muscles and joints
Enfermedad crónica produce dolor en los músculos y las articulaciones

ganglion cysts: a cyst on a tendon sheath
Un quiste en la vaina del tendón

gastrocnemius: calf muscle
Músculos de la pantorrilla

gluteus maximus: Buttock muscle
Músculo glúteo

hypertonia: excessive tone
Tono excesivo

hypertrophy: increase in muscle size
Aumento del tamaño del músculo

hypotonia: insufficient tone
Tono insuficiente

masseter: located at the angle of the jaw, involved in mastication
Situado en el ángulo de la mandíbula, que participan en el proceso de masticación

muscle biopsy: removing a small portion of muscle tissue to examine
Extracción de una pequeña porción de tejido muscular para examinar

myalgia: muscle pain
Dolor muscular

myoclonus: muscle spasm
engarrotamiento muscular

myofibroma: tumor of the muscle and fibrous tissue
Tumor del tejido muscular y fibroso

myomalacia: softening of muscular tissue
Ablandamiento del tejido muscular

myonecrosis: dead muscle tissue
Tejido muscular muerto

myopathy: disease of muscle tissue

Enfermedad del tejido muscular

myoplasty: surgical repair of the muscle

Reparación quirúrgica del músculo

myorraphy: suturing of the muscle

Sutura de los músculos

myorrhexis: a muscle rupture

Una ruptura muscular

myosarcoma: malignant tumor deriving from muscle tissue

Tumor maligno derivado de tejido muscular

myosclerosis: hardening of the muscle

Endurecimiento del músculo

myospasm: muscle spasm

engarrotamiento muscular

myotonia: chronic muscle spasm

Espasmo muscular crónica

pectoralis major: the chest muscle

El músculo del pecho

polymyositis: inflammation of many muscles

Inflamación de muchos músculos

quadriceps femoris: the anterior thigh muscle

El músculo del muslo anterior

rectus abdominis: the abdominal muscles
Los músculos abdominales

rhabdomyoma: benign tumor that originates from skeletal muscle
Tumor benigno que se origina de un músculo esquelético

rhabdomyosarcoma: malignant tumor originating from skeletal muscle
Tumor maligno de origen músculo esquelético

RICE: acronym for acute muscle injury, rest, ice, compression, and elevate
Siglas de grave lesión muscular, descanso, hielo, compresión y elevación

shin splints: strain to muscles causing pain to the shin bone area, lower leg
Tensión en los músculos, ocasionando el dolor en el hueso de la espinilla zona, la parte inferior de la pierna

spasm: involuntary muscle contraction that occurs suddenly
Contracción muscular involuntaria que se produce de repente

spastic paralysis: involuntary contraction of the muscle with loss of function
Contracción involuntaria del músculo con pérdida de función

sprain: injury to a ligament
Lesión del ligamento

sternocleidomastoid: muscle that turns the neck and head
Músculo que gira la cabeza y el cuello

the strain: injury to a muscle or tendon

Lesión en un músculo o tendón

tendinitis: inflammation of a tendon
Inflamación de un tendón

tenoplasty: surgical tendon repair
Reparación de tendón quirúrgica

tetany: muscular twitching and muscle cramps
Espasmos musculares y calambres musculares

tibialis anterior: located on the front lower part of the leg
Situado en la parte inferior delantera de la pierna

tic: small muscle spasm
Pequeño espasmo muscular

torticollis: neck muscle deformity characterized by muscle spasm and shortened muscle
Músculo del cuello deformidad caracterizada por espasmos musculares y músculo acortado

trapezius: triangular shaped muscle
Músculo triangular

Define these words:

muscle biopsy:

myalgia:

myoclonus:

myofibroma:

myomalacia:

myonecrosis:

myopathy:

myoplasty:

myorraphy:

myorrhexis:

myosarcoma:

myosclerosis:

myospasm:

myotonia:

pectoralis major:

polymyositis:

Can you answer these questions?

a. There are how many muscles that are directly and indirectly associated with our skeletal system?

b. 50% of our body weight is a result of our _____

c. Skeletal muscle fibers are grouped together in bundles called _____

d. The appearance of skeletal muscle is unique by the presence of _____

e. What are the 3 types of connective tissue in skeletal muscle _____

f. The 3 types of connective tissue give rise to _____

g. The name given to the outermost surface to the bone_____

h. This word is used to describe muscle pain _____

Answers to previous questions:

a. over 700

b. skeletal muscles

c. fasciculli

d. multi-nucleated cells

e. epimysium, perimysium, and endomysium

f. muscle tendon

g. periosteum

h. myalgia

4 The nervous system

The nervous system is a fascinating topic to talk about, but it can also be a very complicated subject. The human nervous system is a network of cells receiving information that is being processed within the body and information being collected from outside the body. In order for the nervous system to make sense of all the information, it must store the information to analyze it. The basic unit or building block of the nervous system is called a neuron, it has been estimated that we have over 100 billion neuron cells in our bodies. These 100 billion individual cells work together as a network communicating through action potentials and neurotransmitters. In order to understand the nervous system, the anatomy of a neuron needs to be discussed.

El sistema nervioso es un tema fascinante para hablar, pero también puede ser un tema muy complejo. El sistema nervioso humano es una red de células de la información que se está procesando en el cuerpo y la información que se recopila de fuera del cuerpo. Para que el sistema nervioso para dar sentido a toda la información, se debe almacenar la información a analizar. La unidad básica o bloque de creación del sistema nervioso se llama la neurona, se ha estimado que tenemos más de 100 billones de células neuronales nuestros cuerpos. Estos 100 mil millones las células individuales trabajar juntos como una red comunicándose a través de la acción las posibilidades y los neurotransmisores. A fin de comprender el sistema nervioso, la anatomía de una neurona debe ser examinado.

The cell body of a neuron is called a soma and within the soma, lies the nucleus and it is within this nucleus that you will find DNA and chromosomes. Extending from the neuron body or soma are fibers called dendrites, it is the dendrites job to receive or collect information coming from different parts of the body. Once the information is received or collected by the dendrites, the cell body makes a decision to send the signal. The cell body transmits a signal or message down another fiber that extends even further away, it is called the axon. The axon is covered by a fatty tissue called the myelin sheath, it serves to protect the axon and transmit the signal more quickly and smoothly to its destination.

El cuerpo de la célula de una neurona se llama soma y en el soma, se encuentra el núcleo y es en este núcleo que encontrará DNA y los cromosomas. Desde el cuerpo o soma neuronal son las fibras llamadas dendritas, las dendritas trabajo para recibir o recopilar información procedente de diferentes partes del cuerpo.

Una vez recibida la información o recogidos por las dendritas, el cuerpo de la célula toma la decisión de enviar la señal. El cuerpo de la célula transmite una señal o mensaje en otra fibra que se extiende incluso más lejos, es llamada el axón. El axón está cubierto por un tejido graso llamado mielina, que sirve para proteger el axón y transmitir la señal más rápidamente y sin problemas a su destino.

Neurons are structure at differently throughout the body, there is one that is multi-polar, having many extensions or dendrites the cell body surface and one axon leaving. The next neuron is called bipolar, containing has one dendrite and one axon attached to the cell body. And lastly we have a unipolar neuron, where the cell body is indirectly attached to the incoming dendrite and the outgoing axon.

Las neuronas se estructura en forma diferente a lo largo de todo el cuerpo, hay uno que es multi-polar, habiendo muchas extensiones o dendritas el cuerpo de la célula y un axón. La neurona se llama bipolar, que contiene tiene una dendrita y un axón conectado a el cuerpo de la célula. Y por último tenemos una neurona unipolar, donde el cuerpo de la célula está indirectamente conectados al entrante y saliente dendritas axón.

There were two methods in which neurons communicate, the first is call the action potential, this is where an electrical signal travels along the surface of a neuron's membrane. The second method of communication for neurons is through neurotransmitters. Neurotransmitters facilitate a chemical signal between neurons. The reason why neurotransmitters are so important is because neurons do not share a common membrane, and there are gaps between the neurons where neurotransmitters are released, these areas are named synapses.

Hay dos métodos en los que las neuronas se comunican, la primera de ellas es llamada el potencial de acción, es en este punto donde una señal eléctrica viaja a lo largo de la superficie de una membrana de las neuronas. El segundo método de comunicación es a través de las neuronas neurotransmisores. Los neurotransmisores facilitar una señal química entre las neuronas. La razón por la cual los neurotransmisores son tan importantes es porque las neuronas no comparten una membrana común, y no hay diferencias entre las neuronas donde se liberan los neurotransmisores, estas áreas se denominan sinapsis.

Now because neurons are located everywhere in the body, we will also find synapses. One of the most important places we find synapses is in the brain. Synapses in the brain play a very important role in learning and memory.

Ahora, porque las neuronas se encuentran en todo el cuerpo, también encontraremos las sinapsis. Uno de los lugares más importantes encontramos las sinapsis en el cerebro. Las sinapsis del cerebro juegan un papel muy importante en el aprendizaje y la memoria.

The nervous system may be conveniently subdivided into two divisions: the central nervous system and the peripheral nervous system.

The brain and spinal cord make up what is called the central nervous system. The brain is protected by the skull and the spinal cord is protected by the vertebra column. The brain is divided into five major areas: the brain-stem, cerebellum, hypothalamus, thalamus and the cerebrum.

El cerebro y la médula espinal forman lo que se llama el sistema nervioso central. El cerebro está protegido por el cráneo y la columna vertebral está protegida por la columna vértebra. El cerebro está dividido en cinco grandes áreas: el tronco cerebral, cerebelo, hipotálamo, tálamo y cerebelo.

The brain stem is divided into three parts, the medulla oblongata, the pons, and the midbrain. The medulla oblongata regulates our blood pressure, heart beat and breathing. The pons connects to cerebellum to central nervous system. The midbrain connects the cerebrum and cerebellum to central nervous system. The midbrain is also a reflex center for sound, touch, and vision.

El tallo cerebral se divide en tres partes, el bulbo raquídeo, el puente de Varolio y el mesencéfalo. La médula oblongata regula nuestra presión sanguínea, el ritmo cardíaco y la respiración. El pons se conecta al cerebelo a sistema nervioso central. El mesencéfalo se conecta el cerebro y el cerebelo al sistema nervioso central. El mesencéfalo es también un reflejo centro de sonido, el tacto y la visión.

The hypothalamus maintains homeostasis or in other words, keeps the body in a state of balance. The hypothalamus is also the center that regulates blood pressure, body temperature, thirst, sleep, and hunger. The thalamus serves as a relay for sensory input from the body to the brain. It is also involved in sight, touch, sound, and taste.

El hipotálamo mantiene homeostasis o en otras palabras, mantiene el cuerpo en un estado de equilibrio. El hipotálamo es el centro que regula la presión sanguínea, la temperatura corporal, la sed, el sueño y el hambre. El tálamo sirve como un relé de entrada sensorial del cuerpo al cerebro. También está implicado en vista, el tacto, el sonido, y buen gusto.

The cerebellum is located below the cerebrum and is responsible for maintaining body balance (using information from the ear to accomplish it), muscle coordination, and maintaining normal muscle tone.

El cerebelo está situado por debajo del cerebro y es la responsable de mantener equilibrio del cuerpo (con información de la oreja para llevarla a cabo), coordinación muscular y mantener tono muscular normal.

The cerebrum is the largest part of the brain and the place where many of the processes dealing with our consciousness occurs. The brain is divided into four lobes: the frontal, parietal, temporal, and occipital.

El cerebro es la parte más grande del cerebro, el lugar donde muchos de los procesos relacionados con nuestra conciencia. El cerebro se divide en cuatro lóbulos: frontal, parietal, temporal y occipital.

The peripheral system includes the cranial nerves and the spinal nerves. The PNS can be further divided into the somatic nervous system and the autonomic nervous system. SNS controls skeletal muscles and we say it is a voluntary process. The ANS controls everything else, in other words involuntary processes.

El sistema periférico incluye los nervios craneales y los nervios raquídeos. El PNS se puede dividir a su vez en el sistema nervioso somático y el sistema nervioso autónomo. SNS controla los músculos esqueléticos y decimos que es un proceso voluntario. El ANS controla todo lo demás, en otras palabras los procesos involuntarios.

To complicate things even further, the ANS is divided into the sympathetic nervous system (fight or flight) and parasympathetic nervous system (rest and repair).

Para complicar las cosas aún más, la ANS se divide en el sistema nervioso simpático (lucha o huida) y sistema nervioso parasimpático (descanso y reparación).

The brain is a highly specialised tissue, far more complex than today's 21st century super computers. Due to this complexity, the slightest damage can have extreme consequences.

The brain can be damaged in a variety of ways, and depending on the areas damaged and the severity of the damage, it can prove relatively harmless or fatal. Some causes of brain damage are below

Genetics - A dysfunctional hereditary gene could have been passed on to the offspring which prevented the full development of a healthy brain.

Blow - A sufficient blow to the head can supercede the skulls defences (particularly at the temple) and can therefore allow structural damage to occur.

Lack of Blood - Lack of blood to the brain can cause severe problems for the cells associated with the brain. A human can survive for four minutes without oxygen before the brain damage becomes so severe there is no realistic chance of survival. A stroke is an event where there's a blood shortage to the brain area, caused by a blood clot

Tumors - Cancer has been a major non-infectious disease more recognised over the last decade, and more cases of brain tumors are detected nowadays due to more sophisticated techniques. The continued growth of these cancerous cells puts pressure on the brain, which can cause a blood clot or directly cause brain damage due to the pressure of the tumor pressing against it.

Aphasia - A type of brain damage affecting communication capabilities in the organism. This can range from the inability to construct a sentence either in voice or on paper, to the inability to recognise speech itself. This sort of damage focuses on the frontal lobe area of the brain Visual Neglect - This is where the information collated on one half of the brain is rejected and therefore the sufferer can only operate with one eye, because the part of the brain receiving visual information from the other eye is not functioning properly. In some cases, sufferers may only be able to paint half a painting or eat half the food on their plate as they are unaware of the information about the other half remaining.

Amnesia - this sort of damage affects the memory, caused by degeneration / damage in the frontal lobe. Sufferers have memory blanks when relating to past experiences in their life.

Agnosia - This unusual sort of brain damage is where sufferers still have the complete ability to see around them (unlike visual neglect), though cannot relate their surroundings in a quantifiable way, i.e. they fail to recognise a familiar surrounding, person or object, due to a malfunction in recalling past events.

Words Pertaining to the Nervous System:

asthenia: weakness
debilidad

lepsy: seizure
agarre, aferramiento, asimiento; ataque, acceso, arrebato, convulsión

palsy: paralysis

parálisis

plegia: paralysis
parálisis

analgesic: something that relieves pain
Alivia el dolor

anorexia nervosa: eating behavior disorder
Trastorno del comportamiento alimentario

anticonvulsant: medication that prevents convulsions
Medicamento que previene las convulsiones

autonomic nervous system: involved with involuntary impulses
Con impulsos involuntarios

brain: part of the central nervous system, encased within the skull
Parte del sistema nervioso central, envuelta en el cráneo

brainstem: area that is responsible for breathing, heart rate, and body temperature.
Responsable para la respiración, la frecuencia cardíaca y la temperatura corporal

Cerebr/o: cerebrum
cerebro

cerebral aneurysm: a bulged blood vessel in the brain
Panza vaso sanguíneo en el cerebro

cerebral arteriosclerosis: hardening of arteries in the brain
Endurecimiento de las arterias del cerebro

cerebral cortex: outer layer, gray matter responsible for higher mental functions
Responsable de las funciones mentales superiores

coma: a state of unconsciousness
Estado de inconsciencia

cranial nerves: there are 12 pairs of nerves originating from the brain
12 Pares de nervios procedentes del cerebro

dyslexia: difficulty understanding written words
Dificultad para entender palabras escritas

efferent nerves: nerves conducting motor impulses from the brain
 Los nervios del motor de impulsos desde el cerebro

electroencephalogram: recording of electrical impulses of the brain
Grabación de impulsos eléctricos del cerebro

encephal/o: pertaining to the entire brain
Relativas a todo el cerebro

encephalitis: inflammation of the brain
Inflamación del cerebro

frontal lobe: responsible for voluntary muscle movement and personality
Responsable de movimiento de los músculos voluntarios y la personalidad

gli/o: glue
pegar

glioma: tumor of glial cells
Tumor de células gliales

gyri: convolutions of the cerebral hemispheres
Circunvoluciones de los hemisferios cerebrales

hemiparesis: partial paralysis of the right or left side of the body
Parálisis parcial de la parte derecha o izquierda del cuerpo

hemiplegia: paralysis on one side of the body
Parálisis en un lado del cuerpo

hyperesthesia: increased sensitivity to touch or pain
Aumento de la sensibilidad al tacto o dolor

hypothalamus: control center for the autonomic nervous system, located below the thalamus
Centro de control para el sistema nervioso autónomo, que se encuentra por debajo del tálamo

mening/o: pertaining to the meninges
Relativas a las meninges

meninges: dura mater, pia mater, arachnoid mater
Duramadre, piamadre, aracnoides mater

meningioma: benign tumor of the meninges
Tumor benigno de las meninges

meningitis: inflammation of the meninges
Inflamación de las meninges

multiple sclerosis: central nervous system disease, demyelination of nerve fibers
Enfermedad del sistema nervioso central, la desmielinización de las fibras nerviosas

narc/o: referring to sleep or being sleepy

narcolepsy: sudden uncontrollable need to sleep
En cuanto a dormir, o estar adormecido

neuralgia: nerve pain
Dolor de nervio

neuroplasty: surgical repair of a nerve
Reparación quirúrgica de un nervio

occipital lobe: located below the cerebrum, responsible for vision
Situado por debajo de la corteza del cerebro, responsable de la visión

panic disorder: attacks of intense anxiety
Ataques de ansiedad intensa

paralysis: temporary or permanent loss of motor control
Pérdida temporal o permanente de control de motor

paraplegia: paralysis below the waist
Parálisis por debajo de la cintura

parasympathetic nervous system: opposite the autonomic nervous system, rest and repair

Responsable de descanso y reparación

paresthesia: abnormal sensation of numbness and tingling

Sensación anormal de entumecimiento y hormigueo

parietal lobe: posterior to the frontal lobe responsible for pain, temperature, and touch

Detrás del lóbulo frontal responsable de dolor, temperatura y tacto

peripheral nervous system: nerves that are branching away from the central nervous system

Los nervios que están lejos de las bifurcaciones del sistema nervioso central

phas/o: pertaining to speech

Relativas a la voz

phobia: having exaggerated fear of something

Temor exagerado de algo

poliomyelitis: a virus causing inflammation to the gray matter, resulting in paralysis

Un virus que causa inflamación de la materia gris, lo que se traduce en parálisis

polyneuritis: inflammation affecting many nerves

Inflamación afectan a muchos nervios

quadriplegic: paralysis of all extremities (arms and legs)

Parálisis de las extremidades

schiz/o: split

partido, bífido, dividido

schizophrenia: a disorder causing a change in brain chemistry, affecting cognitive
and emotional perception
Un trastorno que provoca un cambio en la configuración química del cerebro, afectando a
percepción cognitiva y emocional

somat/o: body
cuerpo

spinal cord: a column of nervous tissue that is protected by the vertebra column
Una columna de tejido nervioso que se encuentra protegida por las vértebras columna

spinal nerves: there are 31 pairs of nerves originating from the spinal cord
31 Pares de nervios procedentes de la médula espinal

sulci: grooves appearing on the brain
Las ranuras que aparecen en el cerebro

syncope: fainting, dizzy
Desmayos, mareos

temporal lobe: responsible for hearing, taste, and smell
Responsables de la audición, el gusto y olfato

thalam/o: pertaining to the thalamus
Relacionadas con el tálamo

Can you answer the following questions?

a. The basic unit of the nervous system is called a _____

b. What is the soma?

c. What extends from the soma?

d. What purpose do dendrites serve?

e. Information sent from the cell body is done so via the _____

f. Can you define the action potential?

g. What is the purpose of neurotransmitters?

h. The human nervous system can be subdivided into the _____ and _____

Answers to previous questions:

a. neuron

b. neuron body

c. fibers called dendrites

d. receive or collect information

e. axon

f. electrical signal that travels along the surface of a neuron's membrane

g. they facilitate a chemical signal between neurons

h. central nervous system, peripheral nervous system

Define these words:

cerebral aneurysm:

cerebral arteriosclerosis:

cerebral cortex:

coma:

cranial nerves:

dyslexia:

efferent nerves:

electroencephalogram:

encephal/o:

encephalitis:

frontal lobe:

gli/o:

glioma:

gyri:

hemiparesis:

hemiplegia:

hyperesthesia:

hypothalamus:

5 Gastrointestinal System

The human body is a combination of different systems which work in perfect harmony to make us the most advanced living creature on earth. These important systems can be classified as the cardiovascular system, the integumentary system, the musculoskeletal system, the lymphatic system, the nervous system, the gastrointestinal or digestive system, and the reproductive system. All these systems are independently responsible for all the essential functioning of the body. The gastrointestinal system is particularly responsible for digesting food and producing energy which is essential for all the activities of life.

El cuerpo humano es una combinación de los diferentes sistemas que trabajan en perfecta armonía para hacer de nosotros los más avanzados criatura viviente en la tierra.Estos sistemas pueden ser clasificados en el sistema cardiovascular, el sistema tegumentario, el sistema musculoesquelético, el sistema linfático, el sistema nervioso, el sistema digestivo o gastrointestinal y el sistema reproductivo. Todos estos sistemas son independientes y responsables para todos el funcionamiento esencial del cuerpo.El sistema gastrointestinal es particularmente responsable de digestión de los alimentos y producir energía que es esencial para todas las actividades de la vida.

The gastrointestinal system is basically the part of the body which digests food. Gastrointestinal system is a long tube running right through the entire body with specialized and dedicated zones for performing various tasks. In an adult male human, the gastrointestinal tract is about 20 feet (5 metres) long or up to 30 feet (9 metres) long. The gastrointestinal system can be subdivided into the upper and lower tract. The embryological origin of each segment of gastrointestinal system can be divided into foregut, mid-gut and hindgut . The gastrointestinal system is mainly maintained by the release of hormones like gastrin or secretin. The whole Gastrointestinal system is under hormonal control, when food enters the mouth, a cascade of hormonal actions occurs throughout all the components of the gastrointestinal system, for example, increasing gut mobility or secretion of particular enzymes.

El sistema gastrointestinal es básicamente la parte del cuerpo que digiere los alimentos. Sistema gastrointestinal es un tubo largo en todo el cuerpo con zonas especializadas y dedicadas para realizar diversas tareas. En un varón adulto humano, el tracto gastrointestinal es de unos 20 pies (5 metros) de largo y 30 pies (9 metros) de largo.

El sistema gastrointestinal se puede subdividir en el tracto superior e inferior. El origen embriológico de cada segmento del sistema gastrointestinal se puede dividir en buche, mediados de intestino y los . El sistema gastrointestinal se mantiene principalmente por la liberación de las hormonas gastrina o secretina. Todo el sistema gastrointestinal está bajo control hormonal, en que la comida entra en la boca, una cascada de acciones hormonales se produce a través de todos los componentes del sistema gastrointestinal, por ejemplo, movilidad intestinal aumento o secreción de enzimas.

The upper GI system is said to consist of esophagus, stomach and duodenum. The term "Upper GI" is also commonly referred to as a diagnostic procedure .The lower gastrointestinal system is broadly classified into the small intestine and the large intestine. The small intestine can further be subdivided into the duodenum, jejunum and ileum. The duodenum receives digestive enzymes from the pancreas and bile from the gallbladder.

These enzymes break down the proteins and the bile emulsify fats into micelles. The duodenum contains the Brunner's glands which produce bicarbonate, achieving to neutralize hydrochloric acid in the stomach.

Sistema gastrointestinal superior se trata, al parecer, de esófago, estómago y duodeno.El término "GI" es también comúnmente se conoce como un procedimiento de diagnóstico.

El sistema gastrointestinal inferior es clasificar en el intestino delgado y el intestino grueso. El intestino delgado se pueden subdividir, además, en el duodeno, yeyuno e íleon. El duodeno recibe las enzimas digestivas del páncreas y bilis de la vesícula biliar. Estas enzimas descomponen las proteínas y la bilis emulsifica las grasas en micelas. El duodeno contiene las glándulas de Brunner que producen bicarbonato, con el fin de neutralizar el ácido clorhídrico en el estómago.

The jejunum is the midsection of the intestine that functions to connect the duodenum to ileum. Within the jejunum are surface structures called plicae circulares and villi. They help by providing more surface area for the gastrointestinal tract. The ileum also contains villa to absorb all the essential and soluble food molecules into the blood. The large intestine is made up of three main parts called the cecum, colon and rectum. The cecum has the vermiform appendix attached to its endpoint.

The colon which includes the ascending colon, transverse colon, descending colon, the sigmoid flexure, and its main purpose is to absorb water for our bodies. The anus is the last stop of the digestive system or the gastrointestinal system and functions to excrete the processed waste.

El yeyuno está medio tramo del intestino que funciones para conectar el duodeno hasta íleon.En el yeyuno son estructuras superficiales llamados plicae circulares y vellosidades.

Ayudan a proporcionar más área de superficie para el tracto gastrointestinal. El íleon contiene también villa de absorber todos los esenciales y las moléculas alimenticias solubles en la sangre. El intestino grueso se compone de tres partes principales llamado el ciego, colon y recto. El ciego tiene el apéndice vermiforme adjunta a su punto final. El colon que incluye el colon ascendente, colon transverso, colon descendente, colon sigmoide la flexión, y su objetivo principal es absorber el agua de nuestro cuerpo. El ano es la última parada del sistema digestivo o el sistema gastrointestinal y funciones para excretar los residuos tratados.

Another important aspect of the gastrointestinal system that can affect overall health is the time it takes food to travel through the gastrointestinal system. It varies depending on many factors but roughly takes about 2.5 hours to 3 hours after consuming a meal for most of stomach contents to empty into the intestines. The total emptying of the ingested food takes an approximate time of 4 hours to 5 hours.

Otro aspecto importante en el sistema gastrointestinal que pueden afectar a la salud general es el tiempo que le toma a los alimentos viajan a través del sistema gastrointestinal. Varía en función de muchos factores pero aproximadamente tarda aproximadamente 2.5 horas a 3 horas después de consumir una comida para la mayoría de los contenidos del estómago para vaciar a los intestinos. El vaciado total de los alimentos ingeridos toma un tiempo aproximado de 4 horas a 5 horas.

The gastrointestinal system is also very vulnerable to a number of diseases as all that we ingest passes through this system before leaving our body. The diseases affecting the gastrointestinal system are for example, appendicitis, cancer, cholera, general diarrhea, gastroenteritis, diverticulitis, irritable bowel syndrome(IBS), pancreatitis, peptic ulcer disease, or colitis.

El sistema gastrointestinal también es muy vulnerable a una serie de enfermedades como las que ingerimos pasa a través de este sistema antes de abandonar nuestro cuerpo. Las enfermedades que afectan al sistema gastrointestinal son, por ejemplo, apendicitis, cáncer, cólera, diarrea, gastroenteritis, diverticulitis, el síndrome de intestino irritable (IBS), pancreatitis, úlcera péptica, o de colitis.

The gastrointestinal system is a very important part of the immune system as well . It is estimated that the surface area of the human gastrointestinal system is like the surface area of a football field. Now with such a large area being exposed, it would be difficult for the immune system to protect it.

The immune system would have to work overtime to prevent the "five million trillion trillion" pathogens from entering into the blood and lymph. The low pH value(generally ranging from 1 to 4) present in the stomach guarantees that microorganisms don't proliferate throughtout the human body.

El sistema gastrointestinal es una parte muy importante del sistema inmunitario así . Se estima que la superficie del sistema gastrointestinal humana es como la superficie de un campo de fútbol. Ahora, con un área tan grande que se está expuesto, sería difícil para el sistema inmunológico para protegerlo. El sistema inmunológico tendría que trabajar horas extras para evitar que los "cinco millones billones de billones" los patógenos de entrar en la sangre y de la linfa. El bajo valor de pH (generalmente de 1 a 4) está presente en el estómago garantiza que los microorganismos no se multiplican en el cuerpo humano.

Terminology Related to the GI:

Abdomin/o: abdomen
abdomen, barriga

abdominal sonogram: an image of the abdomen using ultrasound to detect disease
Una imagen del abdomen con el uso de ultrasonido para detectar enfermedades

abdominocentesis: puncturing of the abdomen for aspiration of fluid
Punción del abdomen para la aspiración de líquido

an/: anus
ano

antacid: medication that helps neutralizes stomach acid
Medicamento que ayuda a neutraliza el ácido del estómago

anorexia: loss of appetite
falta de apetito, disminución del apetito

anti-emetic: medication that helps prevent vomiting

Medicamento que ayuda a prevenir el vómito

anti-spasmodic: medication that decreases motility in the gastrointestinal system

Medicamento que disminuye la motilidad gastrointestinal

anus: the end of the rectum, opening outside the body

El extremo del recto, la apertura fuera del cuerpo

aphasia: inability to swallow food or liquids

Incapacidad para deglutir alimentos sólidos o líquidos

appendectomy: surgical removal of the appendix

Extirpación quirúrgica del apéndice

appendic/o: pertaining to the appendix

Relacionadas con el apéndice

bil/o: bile

bilis

cardiac sphincter: opening from the esophagus to the stomach

Apertura desde el esófago hasta el estómago

cecum: part of the large intestine

Parte del intestino grueso

cheil/o: pertaining to the lips

cheilitis: inflammation of the lips
Inflamación de los labios

cheiloplasty: surgical repair of the lips
La reparación quirúrgica de los labios

chol/e: bile
bilis, hiel

cholangitis: inflammation of the bile ducts
Inflamación de los conductos biliares

cholecystogram: x-ray of the gallbladder
Radiografía de la vesícula biliar

cholecystectomy: removal the gallbladder
Extracción de la vesícula biliar

cholecystitis: inflammation of the gallbladder
Inflamación de la vesícula biliar

chloelithiasis: stones present in the gallbladder
Cálculos en la vesícula biliar

cirrhosis: chronic disease of the liver

Enfermedad crónica del hígado

col/o: colon
el colon

colitis: inflammation of the large intestine
Inflamación del intestino grueso

colon/o: colon
el colon

colonoscopy: visual examination (internal) of the colon using an elongated
Examen visual (interna) del colon

fiber-optic endoscope
endoscopio

colostomy: creating an opening in the colon
Creación de una abertura en el colon

cyst/o: bladder
vejiga, vejiga urinaria

defecation: elimination of feces
Eliminación de las heces

dent/i: pertaining to teeth
De los dientes

diarrhea: loose stools
Las heces sueltas, diarrhea

diverticulitis: inflammation of the diverticula
Inflamación de los divertículos

duoden/o: duodenum
duodeno

duodenal ulcer: ulcer located in duodenum
Úlcera de duodeno

duodenum: first portion of the small intestine
Primera parte del intestino delgado

dysentery: inflammation of the intestine caused by infection
Inflamación del intestino delgado causada por la infección

dyspepsia: indigestion
indigestión

dysphagia: difficulty in swallowing foods or liquids
Dificultad para tragar alimentos o líquidos

endoscopy: examination with an endoscope
Examen con un endoscopio

enter/o: small intestine
intestino delgado

enteritis: inflammation of the small intestine
Inflamación del intestino delgado

esophag/o: esophagus
esófago

esophagitis: inflammation of the esophagus
Inflamación del esófago

flatulence: gas in the stomach or intestines
Gas en el estómago o los intestinos

gallbladder: stores bile produced in the liver
Almacena la bilis producida en el hígado

gastr/o: stomach
estómago

gastrectomy: part or entire removal of the stomach
Toda parte o extracción del estómago

gastric ulcer: ulcer located in the stomach
Úlcera en el estómago

gastritis: inflammation of the stomach
Inflamación del estómago

gastroenteritis: inflammation of the stomach and small intestine
Inflamación del estómago y del intestino delgado

gingiv/o: dental gums
Las encías dentales

gloss/o: pertaining to the tongue
Relativas a la lengua

glossitis: inflammation of the tongue
Inflamación de la lengua

halitosis: bad breath
mal aliento, halitosis

hemorrhoid: abnormal enlarged vein in the rectum
Agrandamiento anormal vena en el recto

hemorrhoidectomy: surgical removal of hemorrhoids
Extirpación quirúrgica de las hemorroides

hepatitis: inflammation of the liver
Inflamación del hígado

hepatitis A: inflammation of the liver caused by hepatitis A virus
Inflamación del hígado causada por el virus de la hepatitis

hepatitis B: inflammation of the liver caused by hepatitis B virus
Inflamación del hígado causada por el virus de la hepatitis B

hepatitis C: inflammation of the liver caused by hepatitis C virus
Inflamación del hígado causada por el virus de la hepatitis C

hepat/o: pertaining to the liver
Relacionadas con el hígado

hepatomegaly: enlargement of the liver
El agrandamiento del hígado

herni/o: hernia
hernia

hernia: rupture in the smooth muscle tissue, creating a protrusion
Ruptura en el tejido muscular liso, creando una protrusión

hernioplasty: surgical repair of a hernia
Reparación quirúrgica de una hernia

hiatal hernia: protrusion of part of the stomach through the hiatal opening
near the diaphragm.
Protrusión de parte del estómago a través del hiato del diafragma apertura cerca.

hyperbilirubinemia: excess of bilirubin in the blood
El exceso de bilirrubina en la sangre

hypoglossal: under the tongue
Debajo de la lengua

ile/o: ileum

íleon

ileitis: inflammation the third portion of the small intestine
Inflamación la tercera porción del intestino delgado

lingu/o: tongue
lengua

lower GI series: x-ray of the colon
De rayos x del colon

melena: dark colored stools
Las heces de color oscuro

pancreas: gland that secretes insulin into the duodenum
Glándula que segrega insulina en el duodeno

pancreat/o: pancreas
páncreas

pancreatitis: inflammation of the pancreas
Inflamación del páncreas

parotitis: inflammation of the parotid gland
Inflamación de la glándula parótida

phag/o: swallow
tragar

pharynx: an area connecting the mouth to the esophagus

Un área que conecta la boca hasta el esófago

proct/o: anus or rectum
Ano o recto

proctitis: inflammation of the rectum
Inflamación del recto

proctoscopy: examination of the anus and rectum
Examen del ano y del recto

sigmoid colon: the fourth portion of the colon
La cuarta porción del colon

sigmoidoscopy: examination of the sigmoid colon
Examen del colon sigmoide

steat/o: fat
grasa

steatorrhea: fat and feces
Heces y grasas

stool occult test: chemical test used to detect presence of blood in the feces
Examen químico utilizado para detectar la presencia de sangre en las heces

sublingual: under the tongue
Debajo de la lengua

ulcerative colitis: chronic inflammation of the colon and ulcers
Inflamación crónica del colon y úlceras

Questions for Chapter 5:

a. The upper GI tract consists of what?

b. The lower GI tract consists of what?

c. The approximate length of the gastrointestinal system is?

d. Can you name two hormones that are associated with digestion?

e. The duodenum receives digestive enzymes from this organ.

f. This gland releases bicarbonate.

g. The surface area of the GI tract is equivalent to a _____.

Answers to previous questions:

a. esophagus, stomach, duodenum

b. small intestine, large intestine

c. 20-30 feet

d. gastrin, secretin

e. pancreas

f. Brunner's

g. football field

Define these words:

dent/i:

diarrhea:

diverticulitis:

duoden/o:

duodenal ulcer:

duodenum:

dysentery:

dyspepsia:

dysphagia:

endoscopy:

enter/o:

enteritis:

esophag/o:

esophagitis:

flatulence:

gallbladder:

gastr/o:

gastrectomy:

gastric ulcer:

gastritis:

gastroenteritis:

gingiv/o:

gloss/o:

glossitis:

halitosis:

hemorrhoid:

hemorrhoidectomy:

hepatitis:

hepatitis A:

hepatitis B:

hepatitis C:

hepat/o:

hepatomegaly:

herni/o:

6 The Human Skin

Human skin... we see more of it that any other part of our anatomy or anyone's anatomy for that matter. Skin is the organ that is exposed to the most conditions, to the most danger from the environment, and to the most disease. It is also the most noticeable and visible part of us.

The Everyday Shield

Human skin serves as an outer shell or shield from the exposure of our environment that we interact with every day. It is so important to our existence that we often don't think about it. We carry scars and bruises and we glance in the mirror and wonder, "Huh, when did that happen?"

La piel actúa como una capa exterior o proteger de la exposición de nuestro medio ambiente que interactuamos cada día. Es tan importante para nuestra existencia que, en muchas ocasiones, no piense en ello. Llevamos cicatrices y hematomas, y miramos en el espejo y me pregunto, "¿cuándo fue eso?".

We acquire burns and scratches, a tattoo, but ignore our skin most of the time. That is until there is a rash, a lesion, it gets too dry, or gets too oily. Unlike other organs, we are content to just leave skin alone until we notice a problem or something different about it... and hopefully what we notice isn't melanoma or skin cancer.

Adquirimos quemaduras y rasguños, un tatuaje, pero ignoran nuestra piel la mayoría del tiempo. Es decir, hasta hay una erupción, una lesión, se queda demasiado seco, o es demasiado grasoso. A diferencia de otros órganos, que son el contenido que sólo dejan la piel sola hasta que se observe un problema o algo diferente en él... y es de esperar que lo que vemos no es el melanoma o cáncer de piel.

Human Skin: The Fascinating Facts

Human skin is the largest organ of the human body. In the average adult, it weighs between 15 and 20 percent of the total body weight. We exchange it often, as some two billion skin cells are shed every day, and unlike some species, human skin is constantly being replaced.

La piel es el órgano más grande del cuerpo humano. En el adulto promedio, pesa entre 15 y 20 por ciento del peso corporal total. El intercambio, a menudo, unos dos mil millones de células de la piel se desprenden cada día, y a diferencia de algunas especies, la piel humana está en constante cambio.

Our body expends this effort to replace skin every month because the skin comprises a primary resistance against dehydration, infection, injuries, and extreme temperature . Human skin cells help detoxify harmful substances with the same enzymatic processes the liver uses. The surface of human skin defends us from infectious organisms that can entered our systemic circulation.

Nuestro cuerpo gasta este esfuerzo para sustituir piel cada mes a causa de la piel consta de una resistencia primaria contra la deshidratación, la infección, las lesiones, y las temperaturas extremas. Células de la piel humana ayuda a desintoxicar las sustancias nocivas con los mismos procesos enzimáticos del hígado. La superficie de la piel humana nos defiende de los organismos infecciosos que pueden introducir la circulación sistémica.

As a part of being a protective shield, human skin can also manufactures many types of protective agents. Waxes and oils act as your body's natural barrier to common dehydration. Perspiration cools the body with evaporation, but it is also the body's convenient way to get rid of chemicals and toxins we don't need. The skin is one of the most important regulatory organs for chemical balance and temperature.

Como parte de un escudo protector, la piel humana puede también fabrica muchos tipos de agentes de protección. Las ceras y los aceites actúan como barrera natural de protección del cuerpo común de deshidratación. La transpiración enfría el cuerpo con evaporación, pero es también el cuerpo de modo conveniente para deshacerse de las toxinas y productos químicos no necesitamos. La piel es uno de los más importantes órganos reglamentarios de equilibrio químico y la temperatura.

Human Skin: The Structure

Human skin is made up an epidermis, the dermis and the subcutaneous or fat layer. The Epidermis is the most outer layer of the skin. The epidermis serves as a protective layer that is waterproof and helps regulate body temperature. Keratin is the substance that strengthens and waterproofs our skin. The epidermis also contains melanin that gives skin its color. The thinnest layer of the epidermis is located at the eye lid. The thickest epidermis areas are the palms of our hands and the bottom of the feet.

La piel está formada la epidermis, la dermis y la capa de grasa subcutánea o. La epidermis es la capa más externa de la piel. La epidermis actúa como una capa protectora que es resistente al agua y ayuda a regular la temperatura del cuerpo. Queratina es la sustancia que fortalece y aptos para nuestra piel. La epidermis también contiene melanina que le da color a la piel. La más fina capa de la epidermis se encuentra en el párpado. La epidermis más gruesa son las palmas de las manos y las plantas de los pies.

The dermis consists sensory nerve receptors that provide our sense of touch and temperature. Sensory receptors receive information from the outside environment and allows us to perceive pain, pressure, or temperature. Small blood vessels transverse this layer by bringing nourishment to cells and removing waste as needed.

La dermis consiste los receptores nerviosos sensoriales que proporcionan el sentido del tacto y la temperatura. Los receptores sensoriales recibir información del entorno exterior, que nos permite percibir el dolor, presión o temperatura. Pequeños vasos sanguíneos atravesar esta capa por llevar alimento a las células y eliminar los residuos según sea necesario.

The subcutaneous layer major role is to provide a cushion for underlying organs and help insulate the body's temperature. The fat or adipose tissue in the subcutaneous layer functions to maintain body temperature.

Human Skin: Care and Treatment

Human skin (epidermis layer) is replaced every 15-60 days. To help ensure that our skin is flexible, soft, but still resistant, we do need to care for it by practicing good washing hygiene.

La piel (epidermis capa) se sustituye cada 15-60 días. Para ayudar a asegurar que nuestra piel es flexible, suave, pero aún resistente, es cierto que debemos cuidar, por practicar una buena higiene lavado.

Our skin is basically its own environment to some degree and there are many microorganisms that cannot be removed by soap or scrubbing. Serving as a 24 hour protective barrier from potential infectious organisms or agents. But proper daily hygiene can help and encourage good exfoliation.

Nuestra piel es básicamente su propio entorno en cierto grado y hay muchos microorganismos que no pueden eliminarse con jabón o lavado. Que actúa como una barrera de protección 24 horas de posibles organismos infecciosos o agentes. Pero la adecuada higiene diaria puede ayudar y fomentar una buena exfoliación.

It is important to recognize that many chemical components of soap or oils are not restorative as manufacturers claim their products to be. Many skin products can lead to drying and damaging of the skin.

Es importante reconocer que muchos componentes químicos del jabón o aceites no son reparadoras, ya que los fabricantes sostienen que sus productos. Muchos productos para la piel puede conducir al secado y daños en la piel.

Although some lotions or moisturizers contain the proper amounts of vitamin A, C, D, and E that can possibly help boost the skin's own defenses by providing nutrients and antioxidants.

A pesar de que algunas lociones o cremas humectantes contienen las cantidades adecuadas de vitamina A, C, D y E, que pueden ayudar a aumentar la defensas de piel de nutrientes y antioxidantes.

Human Skin: Pigmentation

Skin color is determined by the amount and distribution of a pigment called melanin; cells called melanocytes produce melanin which creates the color of skin, eyes, and hair. Our genetic make-up predetermines the amount and type of melanin that is produced in our skin.

Color de la piel está determinado por la cantidad y distribución de un pigmento llamado melanina; las células llamadas melanocitos que producen la melanina crea el color de la piel, los ojos y el cabello. Nuestro patrimonio genético predetermina la cantidad y el tipo de la melanina que se produce en nuestra piel.

On occasion, humans can be born with a condition called albinism in which the body produces little or no melanin. People with albinism are very sensitive to sun exposure and are at a higher risk for developing skin cancer.

En ocasiones, los seres humanos pueden nacer con una condición llamada el albinismo en la que el organismo produce poca o ninguna melanina. Las personas con albinismo son muy sensibles a la exposición al sol, tienen un riesgo mayor de desarrollar cáncer de piel.

Terms for the Human Skin:

abrasion: injury to skin by friction or chafing
Lesiones en la piel por fricción o rozamiento

abscess: swelling and pus caused by bacteria infection
Inflamación y pus causada por infección bacteriana

acne vulgaris: also known as acne, chronic inflammatory eruptions on the skin
También conocido como el acné inflamatorio crónico, erupciones en la piel

albinism: genetic condition, efficiency of pigment in the skin, hair, eyes
Condición genética, la eficiencia del pigmento en la piel, el cabello, los ojos

alopecia: also known as baldness, partial or complete hair loss
También conocida como calvicie parcial o completa, pérdida del cabello

Anhidrosis: lack of sweating when exposed to heat
Falta de sudoración al exponerse al calor

arrector pili muscle: tiny muscle attached to each hair follicle
Pequeño músculo de cada folículo piloso

basal cell carcinoma: skin cancer
cáncer de la piel

basal layer: the deepest layer of the epidermis
La capa mas profunda de la epidermis

blackhead: also known as comedo, small black tips on the skin
También conocido como comedo, pequeñas puntas negras en la piel

blepharoplasty: removing excess fat from the lower eyelids
Retirar el exceso de grasa de los párpados inferiores

botox: a neurotoxin, used to reduce wrinkles or frown lines
Una neurotoxina, que se utilizan para reducir las arrugas o líneas del ceño

bulla: large fluid filled blister
Grandes ampollas llenas de líquido

callus: thickening of the skin due to repeated rubbing, usually hands or feet
Engrosamiento de la piel debido al roce repetido, generalmente las manos o los pies

carbuncle: a severe abscess, single or cluster
Una grave absceso, único o clúster

cicatrix: a scar
Una cicatriz

collagen: a tough and flexible protein found in skin, bone, cartilage, tendon, and connective tissue

Una dura y flexible proteína que se encuentra en la piel, el hueso, cartílago, tendón, y tejido conectivo

contact dermatitis: an allergic response stemming from contact of something that causes irritation

Una respuesta alérgica de contacto de algo que causa irritación

contusion: injury to the underlying tissues causing discoloration and pain

Lesiones en los tejidos subyacentes que causan decoloración y dolor

cryosurgery: the use of extreme cold to destroy tissue cells, for example warts

El uso de frío extremo para destruir las células de los tejidos, por ejemplo las verrugas

dermatitis: inflammation of the skin, characterize by swelling, redness, and itching

Inflamación de la piel, caracterizada por inflamación, enrojecimiento y picor

dermatologists: doctor who specializes in diagnosing and treating skin disorders

Médico que se especializa en diagnosticar y tratar trastornos de la piel

dermatoplasty: skin grafting to replace damaged skin

Injerto de piel para sustituir piel dañada

dermatosis: disorder involving lesions or eruptions of the skin

Trastorno que involucra lesiones o erupciones de la piel

diaphoresis: excessive perspiration
Transpiración excesiva

ecchymosis: also known as bruise, bleeding under the skin
También conocido como hematomas, sangrado debajo de la piel

epidermis: outermost layer of skin
Capa más externa de la piel

erythroderma: skin disorder involving abnormal redness
Trastorno de la piel enrojecimiento anormal de

first degree burn: superficial burn
Quemadura superficial

folliculitis: inflammation to the hair follicles
Inflamación de los folículos del cabello

gangrene: death of tissue, necrosis
Muerte del tejido, necrosis

hidrosis: production of sweat
Producción de sudor

hyperhidrosis: excessive production of sweat
Una excesiva producción de sudor

impetigo: contagious bacterial skin infection
Infección de la piel contagiosa

keloid: abnormal raised or thickened scar
engrosamiento anormal cicatriz levantada

laceration: a tear in the skin, wound
Una ruptura en la piel, herida

lupus erythematosus: autoimmune disease, red scaly skin on the face and upper body
Enfermedad autoinmune, rojo piel escamosa en la cara y la parte superior del cuerpo

malignant melanoma: skin cancer
cáncer de la piel

pediculosis capitis: head lice
Los piojos de la cabeza

pediculosis corporis: body lice
Los piojos del cuerpo

pores: openings on the skin surface
Las aberturas en la superficie de la piel

pruritus: itching
picazón

psoriasis: chronic skin disorder with dried red patches and scales
Trastorno crónico de la piel seca con parches de color rojo y escalas

rosacea: adult acne common in women

Acné adulto común en las mujeres

sebum: oily secretion of sebaceous glands
Secreción grasa de las glándulas sebáceas

second degree burn: damage to the epidermis and dermis layers
Daños en la epidermis y la dermis capas

skin tags: small light brown skin polyps on the skin's surface
Pequeña luz piel marrón pólipos en la superficie de la piel

squamous cell carcinoma: the most common form of skin cancer
La forma más común de cáncer de la piel

third degree burn: damage to the epidermis, dermis, and subcutaneous layers
Daños en la epidermis y la dermis capas

tinea: fungal infection that can grow on the skin or nails
Infección por hongos que crecen en la piel o en las uñas

tinea capitis: fungal infection of the scalp
Infección micótica del cuero cabelludo

tinea corporis: fungal infection of the body
Infección por hongos en el cuerpo

tinea pedis: athletes foot, fungal infection of the feet
Pie de atleta, infección por hongos de los pies

Urticaria: hives for itchy wheals that is usually caused by an allergic reaction
Para el tratamiento del prurito urticaria ronchas que usualmente es causada por una

reacción alérgica

vitiligo: skin disease characterized unpigmented skin patches
Enfermedad de la piel caracterizada unpigmented parches en la piel

 Some questions to answer:

a. What is the largest organ of the body?

b. Skin makes up what percentage of your body weight?

c. The skin helps resist against what?

d. The skin can be divided into what 3 layers?

e. The subcutaneous layer's major role is?

f. Melanocytes produce what substance?

g. What is albinism?

Answers to previous questions:

a. Skin

b. 15-20 %

c. dehydration, infection, injuries, and extreme temperatures

d. epidermis, dermis, subcutaneous

e. Maintain or regulate body temperature

f. melanin

g. a genetic condition resulting in little or no melanin being produced

Define these words:

albinism:

alopecia:

anhidrosis;

arrector pili muscle:

basal cell carcinoma:

basal layer:

blackhead:

blepharoplasty:

botox:

bulla:

callus:

carbuncle:

cicatrix:

collagen:

contact dermatitis:

contusion:

cryosurgery:

dermatitis:

dermatologists:

dermatoplasty:

dermatosis:

diaphoresis:

ecchymosis:

epidermis:

erythroderma:

first degree burn:

folliculitis:

gangrene:

hidrosis:

hyperhidrosis:

impetigo:

keloid:

laceration:

lupus erythematosus:

malignant melanoma:

pediculosis capitis:

pedicilosis corporis:

When you're driving along the interstate and look up, sometimes you might notice a new building going up. You'll know it's new by the framework in the building. Every structure starts with this framework, even you.

Cuando usted está conduciendo a lo largo de la autopista interestatal y mirar hacia arriba, a veces es posible que observe un nuevo edificio que están construyendo. Sabrás que de nuevo por el marco de la construcción. Cada estructura se inicia con este marco, incluso usted.

206 bones make up the framework of the body called the skeleton. The skeleton serves multiple purposes, mainly to give shape to the body and to protect the organs hidden within the structure we call the human body. Some bones are responsible for producing the red blood cells that carry oxygen from one part of the body to another, other bones simply keep you standing up. Some are responsible for storing calcium and iron. Bone cells (osteoblasts) are even responsible for the production of the chemical called osteocalcin which helps with the deposition of glucose (blood sugar) and fat.

206 Huesos forman el marco del cuerpo llamado el esqueleto. El esqueleto tiene múltiples usos, principalmente para dar forma al cuerpo y a proteger los órganos ocultos dentro de la estructura que llamamos el cuerpo humano. Algunos huesos son responsables de producir los glóbulos rojos que transportan el oxígeno de una parte del cuerpo a otra, otros huesos simplemente mantener que ponerse de pie. Algunos se encargarán de almacenar el calcio y el hierro. Las células del hueso (osteoblastos) son responsables de la producción de la sustancia química llamada osteocalcina que ayuda a la deposición de la glucosa (azúcar en la sangre) y la grasa.

The skeleton makes up on average 15% of our total body weight, but sometimes up to 20% and as low as 12%. With 206 bones to cover in our tour of the human skeleton, let us make it easy and split off into two different paths.

La hace el esqueleto en promedio 15% de nuestro peso corporal total, pero a veces hasta un 20% y lo más bajo 12 %. Con 206 huesos para cubrir en nuestro viaje por el esqueleto humano, hagamos que sea fácil y dividida en dos rutas diferentes.

The Axial Skeleton (skull, hyoid bone, spine, sternum, ribs, ossicles)

The axial skeleton consists the bones that run along the central axis, or the spine. It is composed six separate parts. The cranium or the skull, ossicles (middle ear), the hyoid bone, the ribcage, sternum, and finally the vertebral column. The axial skeleton, totaling 80 bones, house and protect the vital organs of the body. As the body ages, most of these bones weaken. The only section of bone to remain relatively unchanged is the skull, retaining the ability to protect the brain from injury.

El esqueleto axial está formado los huesos que se ejecutan a lo largo del eje central, o la columna vertebral. Está compuesto por seis piezas separadas. El cráneo, huesecillos (oído medio), el hueso hioides, las costillas, esternón, y por último la columna vertebral. El esqueleto axial, un total de 80 huesos, casa y proteger los órganos vitales del cuerpo. Como el cuerpo envejece, la mayoría de estos los huesos se debilitan. La única sección del hueso a permanecer relativamente sin cambios es el cráneo, conservar la capacidad de proteger al cerebro de las lesiones.

The skull is made up of 8 bones and 14 facial bones, that is 22 bones in total. The skull protects the brain but also structures that allow us to see, taste, hear, and stand upright without falling (equilibrium).

El cráneo está conformado por 8 huesos y 14 huesos de la cara, que es de 22 huesos en total. El cráneo protege el cerebro, sino también a las estructuras que nos permiten ver, saborear, oír y permanecer de pie sin caer (equilibrio).

The parietal bones start out as two separate bones, but as the body ages, they will fuse together into one bone. The parietal bones cover the superior and lateral aspects of the skull. The frontal bone forms the anterior area of the cranium and part of the eye sockets or orbits.

Los huesos parietales empiezan como dos huesos separados, pero como el cuerpo envejece, se funden en un hueso. Los huesos parietales de la superior y lateral del cráneo. El hueso frontal es la zona anterior del cráneo y parte de las cuencas de los ojos o en órbitas.

The occipital bone is located on the back portion of the skull, that articulates with the parietal bones on either side of the cranium. The zygomatic bone is more commonly known as the cheek bone and articulates with 4 bones: the maxilla, temporal, frontal, and sphenoid.

El hueso occipital está situado en la parte posterior del cráneo, que se articula con los huesos parietales de ambos lados del cráneo. El pómulo es más comúnmente conocida como la mejilla y se articula con hueso 4 huesos maxilar superior, temporal, frontal y esfenoidal.

Located within the middle ear, are bones called the ossicles. These three bones are the smallest in the body and yet they are crucial for hearing. The ossicles are the malleus, incus and the stapes.

Ubicado dentro del oído medio, los huesos llamada los huesecillos. Estos tres huesos son las más pequeñas en el cuerpo y, sin embargo, son cruciales para la audiencia. Los huesecillos son el martillo, yunque y estribo.

The Hyoid bone is commonly called the neck bone and is shaped like a horseshoe. This bone is often fractured in cases of strangulation. The hyoid bone is unique because it doesn't articulate with any other bone. The hyoid bone is suspended in place simply by ligaments and tendons. It functions to support the tongue and help the larynx move up and down during swallowing and speech.

El hueso hioides se conoce comúnmente como el cuello hueso y tiene forma de herradura. Este hueso fracturado es a menudo en casos de estrangulación. El hueso hioides es único porque no articular con cualquier otro hueso. El hueso hioides se suspende en lugar simplemente por los ligamentos y los tendones. Su función es apoyar la lengua y la laringe ayuda mover hacia arriba y hacia abajo durante la deglución y el habla.

The thoracic cage is aka the rib cage, is made up of 12 pairs of ribs that attach to 12 thoracic vertebra, and a sternum bone.

La caja torácica es también conocido como la caja torácica, está formada por 12 pares de costillas que se unen a 12 vértebra torácica, y un hueso del esternón.

The rib cage is an integral component of the respiratory system and within these walls lie several key organs, particularly the heart and lungs.

La caja torácica es un componente integral del sistema respiratorio y dentro de estas paredes se encuentran varios órganos, especialmente el corazón y los pulmones.

The first seven ribs attached to the sternum. The 8th, 9th, 10th ribs are called false ribs, and the 11th and 12th ribs are known as floating ribs since they are not connected to the sternum. The sternum is further divided in a manubrium, body of sternum, and the xyphoid.

Las siete primeras costillas adheridas al esternón. La 8 ª, 9 ª, 10ª costillas falsas costillas son llamados, y el 11o y 12o costillas son conocidas como las costillas flotantes ya que no se conectan con el esternón. El esternón se divide a su vez en un manubrio, el cuerpo del esternón, y la apófisis xifoides.

The vertebral column's primary job is to protect one of the most important parts of the human body, the spinal cord. Starting from the top of the vertebral column, we have 7 cervical vertebrae (neck region). Directly below the cervical vertebrae are the 12 thoracic vertebrate, 5 lumbar vertebrae (low back region), 5 sacral vertebrae, and finally the coccyx that is also known as the tailbone.

La columna vertebral del trabajo principal es proteger una de las partes más importantes del cuerpo humano, la médula espinal. A partir de la parte superior de la columna vertebral, tenemos 7 vértebras cervicales (cuello). Directamente debajo de la vértebras cervicales son las 12 dorsal vertebrado 5 vértebras lumbares (parte baja de la espalda), 5 vértebra sacra, y por último el coxis que también es conocido como el cóccix.

The Appendicular Skeleton (scapula, clavicle, arms, hip, legs)

scapula + clavicle + humeral head= shoulder girdle

ulna + radius + humerus + wrist + hand = upper limb (arm)

Ilium + ischium +pubis= pelvic girdle (hip)

femur + tibia + fibula + ankle + foot = lower limb (leg)

The Appendicular Skeleton is comprised of those bones and joints that we call appendages. The fingers, the toes, the arms and legs are all part of the appendicular skeleton. So in total we have 4 appendages that extend from center of our body.

El esqueleto apendicular está formado por los huesos y las articulaciones que llamamos apéndices. Los dedos de las manos y los dedos de los pies, los brazos y las piernas son todos parte del esqueleto apendicular. Así pues, en total tenemos 4 apéndices que se extienden desde el centro de nuestro cuerpo.

There are two bones on either side of the upper shoulder area called the clavicles. The clavicle is also known as collabone, it articulates with the sternum giving rise to the sternoclavicular joint. The clavicle also articulates with a portion of the scapular called the acromion process, this site is called the acromioclavicular joint.

Hay dos huesos a ambos lados de la parte superior del hombro zona llamada las clavículas. La clavícula es también conocida como collabone, se articula con el esternón que dan lugar a la articulación esternoclavicular. La clavícula se articula con una parte de la imposición del escapulario llamado acromion proceso, este sitio se llama la articulación acromioclavicular.

Also arising from the scapula is the coracoid process, lateral to this is an area of depression called the glenoid fossa. The glenoid fossa is part of the scapula, it articulates with the head of the humerus, creating what is known as the shoulder joint. The shoulder girdle is very fluid in movement but because it does moves so freely, it is susceptible to injuries. It is important to mention two other articulations of the scapula, named the coracoclavicular joint and the scapulothoracic joint. As you can see the scapula is a very important bone that the shoulder must rely on.

También derivados de la escápula es el proceso clave y de lateral a esta es una zona de depresión llamada la fosa glenoidea. La fosa glenoidea es parte de la escápula, que se articula con la cabeza del húmero, creando lo que se conoce como la articulación del hombro. La cintura escapular es muy fluido en movimiento, pero porque no se mueve libremente, es susceptible a las lesiones. Es importante mencionar otros dos articulaciones de la escápula, llamado coracoclavicular scapulothoracic conjunto y la articulación. Como se puede ver, la escápula es un hueso muy importante que el hombro debe confiar.

The lower arm (forearm) consists of two separate bones working together in harmony, the radius and ulna. The radius begins at the lateral side (anatomical position) of the arm and ends at the thumb side of the hand. The ulna is located on the medial aspect of the forearm. The radius and ulna articulate on both ends (distal and proximal).

El brazo inferior (antebrazo) se compone de dos huesos separados trabajando juntos en armonía, el cúbito y radio. El radio comienza en la parte lateral (posición anatómica) del brazo y termina en el lado del pulgar de la mano. El cúbito está situado en la cara medial del antebrazo. El cúbito y radio articular en ambos extremos (distal y proximal).

From the arm we move to the hand, starting with the carpals. The carpals are a group of bones in the wrist. When you hear that someone has "Carpal Tunnel Syndrome" that is where their problem is located. The main purpose of the carpals is to allow our hands flexibility to perform our daily tasks. We also have metacarpals that make up the "knuckles" of our hand. They are located between the wrist and the fingers.

Desde el brazo que nos acercamos a la mano, a partir de los huesos carpianos. Los huesos carpianos son un grupo de huesos de la muñeca. Cuando se oye que alguien tiene "síndrome del túnel carpiano" que es donde se encuentra el problema. El objetivo principal de los huesos carpianos es permitir que nuestras manos flexibilidad para realizar nuestras tareas diarias. También tenemos metacarpianos que forman los "nudillos" de nuestra mano. Están situados entre la muñeca y los dedos.

The metacarpals articulate with the finger bones, or the phalanges. There are 14 bones that make up the phalanges, 3 per finger and 2 for the thumb.

Los metacarpianos articular con los huesos del dedo, o falanges. Hay 14 huesos que forman las falanges, 3 y 2 dedos por el pulgar.

Let us move on to the lower half of our body starting with the pelvic girdle. The pelvic girdle is made up of two bones called os coxae, coxal bone or hip bone. An area of depression serves as the articulation of the femoral head of the femur (thigh bone).

Pasemos a la parte inferior de nuestro cuerpo a partir de la cintura pélvica. La cintura pélvica está formada por dos huesos llamados os coxas, hueso coxal o hueso de la cadera. Una zona de depresión sirve como en la articulación de la cabeza femoral del fémur (hueso del muslo).

The lower half of the leg mirrors the lower half of the arm with the tibia and fibula. The tibia is located toward the middle or medial lower leg. The fibula is the smaller of the two bones. The fibula, tibia, and talus bone forms the ankle-joint of the foot.

La mitad inferior de la pierna refleja la mitad inferior del brazo con la tibia y el peroné. La tibia se encuentra hacia el medio o medial inferior de la pierna. El peroné es el menor de los dos huesos. El peroné, la tibia, ósea astragalina y formas el tobillo de los pies.

The foot and ankle consists of 26 bones with 33 joints. The calcaneus or heel bone is the weight-bearing bone. The talus bone is located above or superior to the calcaneus. the bone that was created to connect the foot to the leg. The mid-foot has five irregular bones; the cuboid, navicular, and three cuneiform bones; and form the arches of the foot.

El pie y el tobillo consta de 26 huesos con 33 articulaciones. El hueso del talón o calcáneo es el peso de hueso. El talud hueso se encuentra en la parte superior o superior al calcáneo. el hueso que se ha creado para conectar el pie de la pierna.

La media del pie tiene cinco huesos irregulares; el cuboide, naviculares, y tres tablillas cuneiformes los huesos; y forma los arcos del pie.

The fore-foot consists of five toes and the metatarsals. If you pay close attention to the the anatomy of the hand foot, you will notice that they share similar characteristics.

El avance de pie consta de cinco dedos de los pies y los metatarsianos. Si pone atención a la anatomía del pie del lado, te darás cuenta de que comparten características similares.

Medical Terminology for the Skeletal System

acromion: tip of the scapula, extension of the scapula
De la escápula, extensión de la escápula

ankyl/o: crooked,bent, fusion of parts
Torcida, doblada

ankylosing spondylitis: a form of rheumatoid arthritis causing inflammation of the
joints and vertebra, Marie's disease
Una forma de artritis reumatoide que causa inflamación de las articulaciones y las vértebras, enfermedad de Marie

ankylosis: loss of mobility in the joint due to disease or injury
Pérdida de la movilidad en la articulación debido a enfermedad o lesión

arthr/o: joint
articulación

arthritis: inflammation of the joints
Inflamación de las articulaciones

arthrolysis: surgical correction of an ankylosed joint

Corrección quirúrgica de un conjunto anquilosarse

arthroplasty: surgical reconstruction or replacement of the joint

Reconstrucción quirúrgica o la sustitución de la junta

arthrosclerosis: a condition characterized by stiffness of a joint

Una condición caracterizada por rigidez de las articulaciones

arthroscopy: visual examination of the internal joint

Examen visual del conjunto interno

auditory ossicles: small bones of the middle ear

Pequeños huesos del oído medio

bone marrow biopsy: diagnostic test by removing bone marrow tissue aspirated
through a needle

Prueba de diagnóstico quitando tejido de la médula ósea aspirada a través de una aguja

cartilage: connective tissue that acts as a shock absorber, allows for flexibility in
certain areas of the body, for example the ear

Tejido conectivo que actúa como un amortiguador, permite la flexibilidad en determinadas
zonas del cuerpo, por ejemplo el oído

cervical vertebra: there are seven vertebra that forms the neck area

Hay siete vértebras que forman el área del cuello

chrondro: cartilage

cartílago

chondroma: benign tumor of the cartilage

Tumor benigno del cartilage

chondromalacia: softening of the cartilage

El ablandamiento del cartílago

clavicle: also known as the collar bone

También conocida como la clavícula

coccyx: also known as the tail bone, forming the end of spine

También conocido como el hueso de la cola, formando el final de la columna

compact bone: forms a protective outer layer of bones, very dense and hard

Forma una capa exterior protectora de los huesos, muy denso y duro

cost/o: pertaining to ribs

Relativas a las costillas

crani/o: pertaining to the skull

Relacionados con el cráneo

craniopasty: surgical repair to the skull or cranium

Reparación quirúrgica en el cráneo o cráneo

craniotomy: creating an opening to the skull

Creación de una abertura en el cráneo

dislocation: displacement of the bone from the joint

Desplazamiento de los huesos de la articulación

femur: also known as thigh bone or upper leg bone

También conocido como hueso del muslo o hueso de la pierna superior

fibula: the outer bone of the lower leg

El hueso de la pierna inferior

foramem: an opening in the bone for passage of arteries and veins

Una abertura en el hueso para el paso de las arterias y las venas

frontal bone: the frontal portion of the skull

La parte frontal del cráneo

gout: also known as gouty arthritis, uric acid crystals deposited in joints (common in feet)

También conocida como artritis gotosa, depositado cristales de ácido úrico en las articulaciones (en pies)

hemarthrosis: blood within the joint due to injury

Sangre dentro de la articulación debido a lesiones

hematopoietic: pertaining to the production of blood cells

Relativos a la producción de glóbulos rojos

joints: where bones articulate

Donde el hueso articular

kyph/o: hump

doblar la espalda

kyphosis: also known as hump back, abnormal change in the thoracic spine curvature
Cambio anormal en la curvatura de la columna torácica

lamina: the backside of a vertebra
La parte posterior de una vértebra

laminectomy: surgical removal of the back end (posterior) of the vertebra
Extirpación quirúrgica de la parte trasera (posterior) de la vértebra

lumbar vertebra: the five vertebra that make up the lower spine
Las cinco vértebras que conforman la parte baja de la columna

manubrium: the upper part of the breast bone, forms the upper portion of the sternum
La parte superior del esternón, forma la parte superior del esternón

myel/o: pertaining to bone marrow
médula espinal

myeloma: bone marrow cancer
Cáncer de la médula espinal

occipital bone: forming the back of the skull
Formación de la parte posterior del cráneo

orthopedic surgeon: a doctor who specializes in treating diseases involving bones and joints
Un médico que se especializa en el tratamiento de enfermedades de los huesos y articulaciones

ostealgia: bone pain
Dolor en los huesos

ostectomy: surgical removal of bone
Extirpación quirúrgica del hueso

osteitis: inflammation of the bone
Inflamación del hueso

osteoarthritis: a type of arthritis associated with age, wear and tear of the joint surface
Un tipo de artritis asociada con la edad y el desgaste de la superficie articular

osteomalacia: abnormal softening of bone seen in adults, also known as adult rickets
Reblandecimiento anormal de los huesos en los adultos, también conocido como el raquitismo adulto

osteomyelitis: inflammation of the bone and bone marrow from a bacterial infection
Inflamación del hueso de una infección bacteriana

osteonecrosis: death of bone tissue
Muerte del tejido óseo

osteopenia: thin bone density
Densidad ósea fina

osteoplasty: surgical repair of bone

Reparación quirúrgica del hueso

osteoporosis: loss of bone density causing bones to easily fracture

Pérdida de la densidad ósea que fractura los huesos con facilidad

osteorrhaphy: suturing of bone together

Sutura de hueso

patella: also known as the kneecap, bone that protects the front knee

También conocida como la rótula, ósea que protege la rodilla delantera

periosteum: the outermost layer of bone

La capa más externa del hueso

periostitis: inflammation of the periosteum

Inflamación del periostio

podiatrists: doctor who specializes in the disorders of the foot

Médico que se especializa en los trastornos del pie

radius: the outer bone of the lower arm, forearm

El exterior del hueso del brazo, antebrazo

rheumatoid arthritis: autoimmune disorder affecting joints and organs, systemic inflammatory disorder

Trastorno autoinmune que afecta las articulaciones y órganos, trastorno inflamatorio sistémico

scapula: the shoulder blade

El omóplato

scoli/o: curved or bent

Curvados o doblados

scoliosis: sideway curvature of the spine

Movimiento lateral curvatura de la columna vertebral

spinal column: also known as the vertebra column

También conocida como la columna vértebra

spondyl/o: vertebra

vértebra

spondylolisthesis: abnormal forward movement or positioning of the body of one
lumbar vertebra.

Movimiento anormal o posición del cuerpo de una vértebra lumbar.

thoracic vertebra: 12 vertebra that make up the thoracic spine

12 Vértebras que forman la columna torácica

tibia: the bone that makes up the anterior portion of the lower leg, next to the
fibula.

El hueso que hace de la porción anterior de la parte inferior de la pierna, junto al peroné

ulna: the bone that makes up the inner lower arm, next to the radius bone

El hueso que constituye el brazo inferior interior, junto a la radio hueso

xiphoid process: lower portion of the sternum made of cartilage

Parte inferior del esternón de cartílago

Questions for you to answer:

a. How many bones does the human body have?

b. How many bones does the foot and ankle have?

c. The skeletal framework serves two major functions.

d. The skeleton makes up what percentage of the total body weight?

e. What 3 bones make up the shoulder girdle?

f. The name of the joint where the scapula glides over the thoracic cage.

g. How many floating ribs does the human body have?

Answers to previous questions:

a. 206

b. 26

c. Shape and protection

d. 15-20 %

e. scapula,clavicle, humeral head

f. scapulothoracic joint

g. 4

Define these words:

ankylosis:

arthr/o:

arthritis:

arthrolysis:

arthroplasty:

arthrosclerosis:

arthroscopy:

auditory ossicles:

bone marrow biopsy:

cartilage:

cervical vertebra:

chrondro:

chondroma:

chondromalacia:

clavicle:

coccyx:

compact bone:

cost/o:

crani/o:

craniopasty:

craniotomy:

dislocation:

femur:

fibula:

foramem:

frontal bone:

gout:

hemarthrosis:

hematopoietic:

Chiropractic derives from two Greek words "cheiro" and "praktos" meaning the practice with the hands. Throughout history, human beings have been experimenting with the art of spinal manipulation. There are many references found in ancient records giving accounts of this type of health methodology, which was used in an effort to promote healing in the sick and elderly. Chiropractic is the largest and fastest growing provider of alternative health care in the USA.

La quiropráctica se deriva de dos palabras griegas "cheiro" y "praktos", lo que significa que la práctica con las manos. A lo largo de la historia, los seres humanos han estado experimentando con el arte de manipulación de la columna. Hay muchas referencias de expedientes antiguos dando cuentas de este tipo de metodología de salud, que ya se utiliza en un esfuerzo por promover la curación de los enfermos y los ancianos. La quiropráctica es la más grande y de más rápido crecimiento del proveedor de salud en los Estados Unidos.

Modern treatment remains almost entirely based on manual therapy techniques. Chiropractors do not perform surgery or prescribe medicines.

Tratamiento moderno sigue siendo casi en su totalidad de las técnicas de terapia manual. Los quiroprácticos no realizar cirugía o recetar medicamentos.

Understanding Chiropractic Theory:

The human brain sends and receives electrical messages to and from all parts of your body. It is essential that these messages arrive at specific locations in order for you to remain healthy. These messages travel along the spinal cord and spinal nerves.

El cerebro humano envía y recibe mensajes eléctricos y de todas las partes del cuerpo. Es esencial que estos mensajes lleguen a lugares específicos con el fin de que permanezcan sanos. Estos mensajes viajan a lo largo de la médula espinal y los nervios espinales.

The nervous system is like a giant telephone communication network. It transmits electrical messages that directly affect organs, tissues and cells. Release of chemical messages allows other modes of communication to take place within our physiology. Whether it's electrical or chemical communications, the nervous system is behind the transmission of these messages and your body cannot maintain function without them.

El sistema nervioso es como una gigantesca red de comunicación telefónica. Transmite mensajes eléctricos que afectan directamente los órganos, tejidos y células. Liberación de mensajes químicos permite otros modos de comunicación que tendrá lugar dentro de nuestra fisiología. Tanto si se trata de comunicaciones eléctricos o químicos, el sistema nervioso está detrás de la transmisión de estos mensajes y su cuerpo no puede mantener la función sin ellos.

The spinal cord is well protected by vertebral bones, and the brain is shieded by the skull. Spinal bones are moveable structures, and they allow us a great deal of flexibility when we are moving about. Because the spinal bones sit on top of one another, they form a long canal of bones so that the spinal cord can run through it. Spinal nerves exit from the spinal cord through openings called intervertebral foramen. Sometimes spinal bones become misaligned from each other, and this condition can place pressure on the exiting spinal nerves.

La médula espinal está bien protegida por huesos de la columna vertebral y el cerebro es shieded por el cráneo. Huesos de la columna son estructuras móviles, y que nos permiten una gran flexibilidad cuando nos estamos moviendo. Debido a que los huesos de la columna se sitúan en la parte superior de uno al otro, forman un canal de los huesos para que la médula espinal puede ejecutar a través de ella. Los nervios espinales salir de la médula espinal a través de los orificios llamados foramen intervertebral. A veces huesos de la columna desalineado de los otros, y este estado puede ejercer presión sobre los nervios espinales salen.

If this pressure is not removed, the messages that were being transmitted through the nervous system become distorted. This can have a negative effect to the body's physiology and the patient may present with a range of symptoms.

Si esta presión no se eliminan, los mensajes que se transmiten a través del sistema nervioso se desfigura. Esto puede tener un efecto negativo en la fisiología del cuerpo y el paciente puede presentar con un rango de síntomas.

Chiropractors can restore the misaligned spinal bone back into their proper anatomical positions by making gentle manual manipulations. The spinal adjustments or manipulations help remove nerve interface, and this ultimately restores the body to its free pain state.

Los quiroprácticos puede restaurar la alineación ósea de la columna vertebral en su correcta las posiciones anatómicas de las manipulaciones manual suave. La médula espinal ajustes o manipulaciones interfaz nervio ayuda a eliminar, y, en última instancia, este restaura el cuerpo a su dolor sin estado.

Chiropractic is well established in many parts of the world. Chiropractic is commonly known for treating:

 La quiropráctica está bien establecida en muchas partes del mundo. La quiropráctica se conoce comúnmente para tratar:

Some causes for back and neck problems below:

Pain in the neck and shoulders accompanied by tense and aching muscles.

Discopathy and sciatica symptoms.

Headaches and migraines.

Pain in shoulders, arms or legs.

Stress and insomnia.

Dolor en el cuello y los hombros acompañado por una tensa y los músculos doloridos

Discopatía y ciática síntomas

Dolores de cabeza y migrañas

Dolor en los hombros, los brazos o las piernas

Estrés e insomnio

Poor posture

Allergy, asthma and bronchitis

Sports injuries

Una mala postura

Las alergias, el asma y la bronquitis

Las lesiones deportivas

A typical first chiropractic session generally lasts 30 to 60 minutes, while follow-up visits are typically 15 to 20 minutes. In the first week, you may be advised to have two or three sessions. Thereafter, sessions are usually once a week, according to need or type of condition. Three to six treatments are common for acute problems, whereas more chronic conditions often require six to twelve treatments. Treatments at regular intervals help prevent recurrence of a patient's symptoms.

Una típica sesión quiropráctica dura generalmente 30 a 60 minutos, mientras que las visitas de seguimiento son típicamente de 15 a 20 minutos. En la primera semana, es posible que se le aconseje que tienen dos o tres períodos de sesiones. A partir de ese momento, las sesiones son generalmente una vez a la semana, según las necesidades o el tipo de condición. Tres a seis tratamientos comunes de los problemas agudos, mientras que condiciones más crónicas requieren a menudo seis a doce tratamientos. Tratamientos a intervalos regulares ayudar a prevenir la recurrencia de los síntomas de un paciente.

Chiropractors are knowledgeable in areas of posture, exercise, lifestyle, and nutrition. Chiropractic is a natural method treatment without medications and their side effects. Each year millions of people worldwide visit doctors of chiropractic, young adults, senior citizens, housewives, actors, athletes, businessmen, and construction workers.

Los quiroprácticos son expertos en áreas de postura, ejercicio, estilo de vida, y la nutrición. La quiropráctica es un método natural tratamiento sin el uso de medicamentos y sus efectos secundarios. Cada año, millones de personas en todo el mundo visita los médicos de la quiropráctica, los adultos jóvenes, los ciudadanos de la tercera edad, amas de casa, actores, deportistas, empresarios, y los trabajadores de la construcción.

On your first visit, the chiropractor will ask you about health problems that plague you, your family's medical history, work you do, examinations or treatments that you have had in the past, as well as everything else important to help narrow down the reasons for your symptoms and determine the best treatment. Chiropractic has stood the test of time and is positioned itself as a safe, natural, and effective treatment for many ailments. New chiropractic schools are opening in the US, England, Denmark, Australia, and Japan. Doctors of Chiropractic are emerging as pioneers in Russia, China, South Korea and many other nations.

En la primera visita, el quiropráctico le preguntará acerca de problemas de salud que le atormentan, el historial médico de su familia, trabajo, exámenes o tratamientos que usted ha tenido en el pasado, así como todo lo demás importante para ayudar a reducir las causas de los síntomas y determinar el mejor tratamiento.

La quiropráctica ha superado la prueba del tiempo y se posiciona como un seguro, natural y eficaz tratamiento para muchas enfermedades. Nuevas escuelas quiroprácticas se abren en los Estados Unidos, Inglaterra, Dinamarca, Australia y Japón. Los médicos de la quiropráctica están surgiendo como pioneros en Rusia, China, Corea del Sur y muchas otras naciones.

Chiropractic has a good safety record, and the risk of serious complications is minimal. Many chiropractors have private practices throughout the USA. If you experience a marked increase in pain, or deterioration in your symptoms, contact your chiropractor for an appointment. Ask your chiropractor what improvements you can realistically expect over time. For best results, follow the exercise and lifestyle advice given to you by your chiropractor.

La quiropráctica tiene un buen historial en materia de seguridad, y el riesgo de complicaciones graves es mínimo. Muchos quiroprácticos tienen las prácticas privadas de los Estados Unidos. Si usted experimenta un notable aumento en el dolor, o el deterioro de los síntomas, póngase en contacto con su quiropráctico para una cita. Pregúntele a su quiropráctico qué mejoras puede esperar de manera realista con el tiempo. Para obtener los mejores resultados, siga el ejercicio y el estilo consejos dados a usted por su quiropráctico.

Terms related to Chiropractic

Objective examination: information about the patient that is gathered by the examiner. Information obtained by the objective examination is used in formulating a diagnosis and plan of treatment for the patient.

Información sobre el paciente que es recogida por el examinador. Información obtenida por el examen objetivo se utiliza en la formulación de un diagnóstico y plan de tratamiento para el paciente

Proprioception: allows us to have a sense of our body position. Our muscles,tendons, and joints have receptors that gather information and sends it to our brains. Our brains will analyze information and make the necessary adjustments to our bodies so that we may maintain a balanced with our environment. Our inner ears are also involved in relaying information to the brain as well.

Nos permite tener un sentido de nuestra postura corporal. Los músculos, los tendones y las articulaciones tienen receptores que recopilar información y la envía a nuestro cerebro. Nuestro cerebro, analizar la información y realizar los ajustes necesarios para nuestros cuerpos para que podamos mantener un equilibrio con nuestro medio ambiente. Nuestro oído interior también están involucrados en la comunicación de la información al cerebro.

Proprioceptive receptors: nerve endings that are located in the inner ear, joints, tendons, and muscles, that receive information concerning our body position and movement.

Terminaciones nerviosas que se encuentran en el oído interno, las articulaciones, los tendones y los músculos, que recibirán información sobre nuestra posición del cuerpo y el movimiento.

Hypermobile joints: these joints have the ability to move beyond the normal range of motion.

Estas juntas tienen la capacidad de mover más allá de su rango normal de movimiento.

Hypomobile joints: a joint or joints that have limited or little motion.

La articulación o articulaciones que han limitado o poco movimiento.

Range of motion: painless full range of movement potential of a joint.

No duele toda la gama de movimiento potencial de un conjunto

Joint mobilization: a passive traction and guiding movement applied to joint surfaces

Un pasivo y rectores de tracción movimiento aplicado a las superficies de las juntas

manipulation: a procedure commonly used by doctors of chiropractic to restore normal joint mobility, increased range of motion, and reduced nerve irritability. Also known as the chiropractic adjustment.

Un procedimiento comúnmente utilizado por los médicos de la quiropráctica para restablecer la normalidad de la movilidad, una mayor amplitud de movimiento, irritabilidad nerviosa y reducido. También conocido como el ajuste quiropráctico.

myofascial release: hands-on technique that involves applying sustained pressure into myofascial connective tissue restrictions to help eliminate pain and restore normal motion.

De manos de la técnica que consiste en aplicar presión sostenida en tejido conectivo miofascial restricciones para ayudar a eliminar el dolor y restablecer el movimiento.

Sacroiliac joint dysfunction: pain originating from the sacroiliac joint, sacroiliac joint connects the sacrum and the pelvis.

Dolor de la articulación sacroilíaca, articulación sacroilíaca se conecta el sacro y la pelvis.

Joint play: movement that is not under voluntary control. Movement within a synovial joint that cannot be reproduced by voluntary muscle contraction, this movement is pain-free.

Movimiento que no está bajo control voluntario. Sinovial movimiento dentro de un conjunto que no puede ser reproducido por contracción muscular voluntaria, este movimiento se encuentra libre de dolor.

Functional exercise: rehabilitation through strength and agility exercises.

Rehabilitación mediante la fuerza y la agilidad.

Ice pack therapy: ice therapy that is used for acute injuries or inflammation. Ice therapy can help reduce inflammation, reduce pain, and help reduce time of recovery.

Hielo terapia que se utiliza para lesiones agudas o de la inflamación. Hielo terapia puede ayudar a reducir la inflamación y reducir el dolor y ayuda a reducir el tiempo de recuperación.

Active range of motion (AROM): the degree of motion that can be achieved by a joint by using strictly the muscles around it.

El grado de movimiento, que se puede lograr mediante una articulación con utilizando estrictamente los músculos alrededor de ella.

Passive range of motion (PROM): the degree of motion that can be achieved by a joint while being assisted by the examiner.

El grado de movimiento que se puede conseguir con un conjunto mientras que está asistida por el examinador.

Sprain: a type of injury associated with tendons, muscles, and ligaments around the

joint. Pain, swelling, and skin discoloration is common with this injury.

Un tipo de lesiones asociadas con los tendones, los músculos y los ligamentos alrededor de la articulación. Dolor, inflamación y decoloración de la piel es común con este tipo de lesión.

Strain: this type of injury or damage usually to muscles and a result from excessive

physical activity.

Este tipo de lesiones o daños a los músculos y por lo general como resultado de un exceso de actividad física.

Palpation: a technique used by a doctor or examiner by which they obtain information about the texture, size, feel, and location of underlining conditions throughout the body with their hands.

Una técnica usada por un médico examinador o por lo que obtienen información sobre la textura, tamaño y ubicación de subrayar las condiciones en todo el cuerpo, con sus manos.

Extension: movement by a joint of the skeleton that increases the angle between two vertebra or bones.

Movimiento de una articulación del esqueleto que aumenta el ángulo entre dos vértebras o huesos.

Flexion: a movement that decreases the angle between two bones

Un movimiento que disminuye el ángulo entre dos huesos

Atlas: name given to the first cervical vertebra

Nombre dado a la primera vértebra cervical

Axis: name given to the second cervical vertebra

Nombre dado a la segunda vértebra cervical

Kyphosis: condition were the thoracic spine(upper back) has increased convexity. A hump-like curvature of the spine.

Estado fueron la columna dorsal (parte superior de la espalda) ha aumentado la convexidad

Lordosis: the lumbar spine or cervical column having an inward curvature.

La columna lumbar o columna cervical con una curvatura hacia adentro.

Pelv/o: pertaining to the pelvis

Relativas a la pelvis

subluxation: misalignment of the vertebra and the pressure placed on the nerve fiber.

Alineación de las vértebras y la presión ejercida sobre la fibra nerviosa.

SOAP: an acronym, each letter signifies as follows: S= subjective, O= objective, A=assessment, P= plan

Un acrónimo, cada letra significa de la siguiente manera: S= subjetiva, O= objetivo, A=evaluación, P= plan

two point discrimination: the ability to recognize two blunt points when they are simultaneously apply the body's skin

La capacidad de reconocer dos puntos contundente cuando se aplican a la vez la piel del cuerpo

lumbar: pertaining to the lower portion or region of the back

Respecto a la parte inferior o la región de la parte posterior

recumbent: lying down or face down

acostado boca abajo

prone: lying down or face down

acostado boca abajo

supine: lying face up

Boca arriba

adhesion: a fibrous brand of scar tissue that ties together muscle or anatomical structures that are normally separated

Marca fibroso tejido cicatricial que une músculo o estructuras anatómicas que normalmente están separados

exacerbation: an increase in the severities of the symptoms or disease

Un aumento de la severidad de los síntomas o la enfermedad

medial: located towards the midline of a body or structure

Ubicado hacia la línea media de un órgano o estructura

lateral: located away from the midline of a body or structure

Situado lejos de la línea media de un órgano o estructura

contralateral: on the opposite side
En el lado opuesto

Define these words:

Proprioceptive receptors:

Hypermobile joints:

Hypomobile joints:

Range of motion:

Joint mobilization:

manipulation:

Myofascial release:

Sacroiliac joint dysfunction:

Joint play:

1. Blood makes up approximately 7 percent of the body weight.

There's about 10 pints of blood in the average adult.

La sangre representa aproximadamente el 7% del peso corporal. Hay alrededor de 10 pintas de sangre en el adulto medio.

2. Cardio means hearts. A doctor specializing in the heart is a cardiologist.

Cardio significa corazón. Un médico que se especialice en el corazón es un cardiólogo.

3. An enlarged heart is abnormal. Cardiomegaly means enlarged heart.

Un agrandamiento del corazón es anormal. Cardiomegalia significa agrandamiento del corazón.

4. If a cardiologist wanted to determine the condition of his/her patient's heart,

the doctor would use an ECG.

Si el cardiólogo quería determinar el estado de su corazón del paciente, el médico utiliza un ECG.

5. ECG stands for electrocardiogram and it is a device that measures and records the electrical activity of the heart.

Siglas de electrocardiograma ECG y se trata de un dispositivo que mide y registra la actividad eléctrica del corazón.

6. When the heart experiences a condition without pumping blood or when it suddenly stops, we call this condition cardiac arrest.

Cuando el corazón experimenta una condición sin bombeo de la sangre o cuando se detiene de pronto, esto es lo que llamamos estado paro cardíaco.

7. An individual in cardiac arrest needs to be treated immediately. To prevent brain damage from lack of oxygen.

Una persona en paro cardíaco debe ser tratada de inmediato. Para prevenir el daño cerebral por falta de oxígeno.

8. An individual in cardiac arrest should be given CPR. CPR means cardiopulmonary resuscitation.

Una persona en paro cardíaco debe ser dada una reanimación cardiopulmonar (RCP). RCP significa reanimación cardiopulmonar.

9. CPR or Cardiopulmonary resuscitation is a manual or artificial technique to assist the heart to continue circulation the blood. Helping to maintain oxygen delivery to the brain, so to minimize brain damage due to lack of oxygen.

RCP o resucitación cardiopulmonar es una técnica manual o artificial para ayudar a la circulación corazón para continuar la sangre. Para ayudar a mantener suministro de oxígeno al cerebro, a fin de reducir al mínimo daño cerebral debido a la falta de oxígeno.

10. A system of veins, arteries, and the heart is called _____

Un sistema de venas, arterias, y el corazón se llama?

cardiovascular system

11. Cardi/o means pertaining to the <u>heart</u>

12. A doctor who specializes in the heart is called?
Un médico que se especializa en el corazón se llama?

cardiologist

13. An abnormal enlargement of the heart is called _____
Un agrandamiento anormal del corazón se llama?

cardiomegaly

14. An instrument a doctor uses to check the condition of a heart
Un instrumento un médico utiliza para verificar el estado de un corazón

ECG or Electrocardiogram

15. The ECG measures the electrical activity of the heart

El ECG mide la actividad eléctrica del corazón

16. When the heart is not pumping blood, we call this cardiac arrest

Cuando el corazón no bombea sangre, esto es lo que llamamos paro cardíaco

17. An individual in cardiac arrest will most likely not be receiving _____ to the brain

oxygen

oxígeno

18. A person in cardiac arrest must receive _____ immediately

Una persona en paro cardíaco debe recibir

CPR

19. A cardiologist can listen to your heart with an instrument called a stethoscope.

El cardiólogo puede escuchar el corazón con un instrumento llamado estetoscopio.

20. A stethoscope can also be used to listen to the lungs.

Un estetoscopio puede utilizarse también para escuchar los pulmones.

21.Pulmonary is a term that means pertaining to the lungs.

 Pulmonar es un término que significa relativo a los pulmones.

22. Pulmonary circulation means the blood circulation that occurs in the lungs.

Circulación Pulmonar significa la circulación de la sangre que se produce en los pulmones.

23. A heart with an abnormal heart rhythm or beat is said to be in arrhythmia

 Un corazón con un ritmo cardíaco anormal o en el tiempo se dice que es en arritmias

24. Listening to the heart or lungs with a stethoscope is called auscutation.

 Escuchar el corazón o los pulmones con un estetoscopio se llama auscutation.

25. A person with a slow heart beat or heart rate is said to have bradycardia.

Una persona con una disminución del ritmo cardíaco o la frecuencia cardíaca se dice que tiene bradicardia.

Cardio= means heart

Myo =means muscle

Pathy= means disease

26. Cardiomyopathy is the disease of heart muscle

Cardiomiopatía es la enfermedad del músculo cardíaco

27. High blood pressure is called hypertension.

Presión arterial alta se denomina hipertensión.

28. Low blood pressure is called hypotension.

 Presión sanguínea baja se denomina hipotensión.

29. An instrument used to measure blood pressure is called a

sphygmomanometer.

Un instrumento utilizado para medir la presión sanguínea es llamado esfingomanómetro.

30. A slow heart rate is called bradycardia

El ritmo cardiaco lento se denomina bradicardia

31. A fast heart rate is called tachycardia
Un aumento de la frecuencia cardíaca se denomina taquicardia

32. When blood vessels widen, it is called vasodilation.
Cuando los vasos sanguíneos ampliar, se la denomina vasodilatación.

33. When blood Vessels become narrow, it is called vasoconstriction.
Cuando los vasos sanguíneos se estrechan, se llama vasoconstricción.

34. When the cardiologist uses a sphygmonameter and hears an extra sound between heart beats, it is called a murmur.

Cuando el cardiólogo utiliza un sphygmonameter y oye un sonido adicional entre latidos del corazón, que se llama soplo.

35. The hollow tubes that transport blood to the entire human body are called

veins, arteries, and capillaries.

Los tubos huecos que transportan la sangre a todo el cuerpo humano son las venas, las arterias y los capilares.

36. Arteries take oxygenated blood away from the heart.

Las arterias tomar sangre oxigenada desde el corazón.

37. The smallest vessels are called capillaries.

Los buques de menor tamaño son llamados capilares.

38. Blood is carried back to the heart via the veins.

Sangre es transportado al corazón a través de la las venas.

39. Our blood includes plasma, blood cells, and platelets

Nuestra sangre incluye plasma, glóbulos rojos y plaquetas

40. A red blood cell is called an erythrocyte

 Una célula de sangre roja se llama un eritrocito

41. A white blood cell is called a Leukocyte.

 Una célula de sangre blanca se denomina un leucocitarios.

42. The largest artery of the body is called the aorta.

 La arteria más grande del cuerpo se llama la aorta.

43. Think of the heart as having 4 chambers or rooms, the upper two chambers
are called atrium.

 Pensar en el corazón de 4 cámaras o habitaciones, las dos cámaras superiores son llamados
atrio.

44. The upper two atrium receive blood coming from the heart.

La parte superior dos atrium recibe sangre procedente del corazón.

45. The two lower chambers are called ventricles, they pump blood out of the heart.

Las dos cámaras inferiores se llaman ventrículos, la sangre del corazón.

46. Pulmonary pertains to the _____

Se refiere a la pulmonar

lungs

47. An Arrhythmic heart is _____

abnormal heat beat

Un arrítmico corazón es

48. You auscultate the lungs with a _____

Usted auscultate los pulmones con un

stethoscope

49. Bradycardia means a _____

slow beating heart
Latidos del corazón lento

50. What is the definition of cardiomyopathy?
¿Cuál es la definición de la cardiomiopatía?

Heart disease

51. Which part of the word cardiomyopathy means muscle?
¿Qué parte de la palabra cardiomiopatía significa músculo?

myo

52. Word for high blood pressure?
 Palabra para la presión sanguínea alta?

Hypertension

53. Another word for low blood pressure?
 Otra palabra para presión arterial baja?

Hypotension

54. This device can measure the blood pressure.
 Este dispositivo puede medir la presión sanguínea.

Sphygmomanometer

55. A slow heart rate is called? _____

bradycardia

bradicardia

56. A fast heart rate is called _____

tachycardia
taquicardia

57. What is vasodilation?

It means when a blood vessel widens
Cuando un vaso sanguíneo aumenta

58. Vasoconstriction is another way of saying

blood vessel constriction
Constricción vasos sanguíneos

59. Abnormal sound between heart beats is called a _____
Sonido anormal entre latidos del corazón se llama?

153

murmur

60. The aorta takes blood _____

to all parts of the body except the lungs
  A todas las partes del cuerpo excepto los pulmones

61. Veins take blood _____

back to the heart
  Regreso al corazón

62. The smallest vessel in the circulatory system is called a _____

capillary
vaso capilar, vena capilar

63. Red blood cells are called?
  Los glóbulos rojos se llaman?

64. The aorta is the _____ artery of the body.

main
principal

65. The two upper chambers of the hear are

called _____

atria
atrio

66. The two lower chambers of the heart are called _____
Las dos cámaras inferiores del corazón se llama?

ventricles

67. The heart is made up of 3 important layers.
El corazón está constituido por 3 capas importantes.

68. The outer most layer of the heart is called the epicardium.

La capa más exterior del corazón se llama el epicardio.

Epi means "upon", "over", or "before"

69. The inner most layer of the heart is called the endocardium.

La capa más interior del corazón se llama el endocardio.

Endo means "within"

70. The middle layer is called myocardium

La capa media se llama miocardio

Remember "myo" means muscle

71. Now the heart has special valves that help the blood flow in one direction and prevents the blood from flowing bakwards.

Ahora el corazón tiene válvulas especiales que ayudan a que la sangre fluya en una sola dirección y evita que la sangre circule en bakwards.

72. The first valve is called bicuspid.

La primera válvula bicúspide se llama.

The bicuspid has two flaps, "bi" means two.

73. Another valve of the heart is called tricuspid.

Otra válvula del corazón se llama válvula tricúspide.

"Tri" means three, so tricuspid has 3 flaps

74. Pulmonary semilunar valve and the aorti semilunar valve have flaps that are shaped like a half circle or moon.. Semi means part and lunar means moon.

Válvula sigmoidea pulmonar y la válvula sigmoidea aorti tienen tapas que tienen forma de medio círculo o luna. Semi-medio parte y lunar significa luna.

75. The study of blood is called hematology.

El estudio de sangre se llama hematología.

76. A doctor who specializes in blood disease is called a hematologist.

Un médico que se especializa en enfermedades de la sangre se denomina un hematólogo.

77. When blood breaks down, this process is called hemolysis.

Cuando la sangre se rompe, este proceso se denomina hemólisis.

78. When the nurse needs to take a sample of your blood. It is done with a
syringe.

Cuando la enfermera debe tomar una muestra de sangre. Esto se hace con una jeringa

79. There is a genetic disorder of the blood that is characterized by an inability to
form a clot. A person can bleed to death from a minor cut. This condition is
called hemophilia.

Hay un trastorno genético de la sangre que se caracteriza por la incapacidad para formar un coágulo. Una persona puede sangrar hasta la muerte de un menor. Esta condición se llama hemofilia

80. How many layers of muscle does the heart have?

¿Cuántas capas de músculo tiene el corazón?

3

81. The outermost layer is called _____

epicardium
epicardio

82. The innermost layer is called _____

Endocardium

endocardio

83. The middle layer of the heart is called the _____

myocardium

miocardio

84. Endo means _____

inside

dentro

85. myo means _____

muscle

músculo

86. The heart valves prevent blood from flowing...

backwards

atrás, al revés

87. The bicuspid valve has how many flaps?

2

88. The tricuspid valve has how many flaps?

3

89. The shape of the pulmonary and aortic semilunar values are?

Half moon shape

Forma de media luna

90. The study of blood is called.....

hematology

hematología

91. A doctor who specializes in blood diseases...

hematologist

hematólogo

92. What happens to blood during hemolysis?

¿Qué sucede con la sangre de hemólisis?

It breaks down

Se descompone

93. The nurse will use this instrument to draw blood from an individual a syringe

La enfermera se utilice este instrumento para extraer la sangre de una persona una jeringa

94. These individuals can bleed to death because they have a genetic disorder called?

Estos individuos pueden sangrar hasta la muerte porque tienen un trastorno genético llamado?

hemophilia

95. When we talk about all the bones of the body we are referring to the human skeleton.

Cuando se habla de todos los huesos del cuerpo nos estamos refiriendo a el esqueleto humano.

96. The human skeleton has 206 bones in the average adult.

El esqueleto humano tiene 206 huesos en el adulto medio.

97. Movement between adjacent bones is made possible by joints.

Movimiento entre los huesos adyacentes es posible por medio de juntas.

joint

98. Whenever two bones come together and allow for movement, it is called a joint.

Cuando dos se unen los huesos y permitir el movimiento, que se llama articulación.

99. When a bone breaks it is a fracture.

Cuando un hueso se rompe es una fractura.

100. If a bone breaks or fractures and breaks through the skin it is called a compound fracture.

Si un hueso se rompe o fracturas y roturas a través de la piel que se llama una fractura compuesta.

101. If the bone fractures without piercing through the skin... it is a simple fracture.

Si las fracturas óseas sin perforación a través de la piel... es una fractura simple.

102. There are four types of movable human joints. The first is called a ball and socket joint.

Hay cuatro tipos de bienes muebles las articulaciones humanas. La primera se denomina una articulación esférica.

103. The second type is called a hinge joint.

El segundo tipo se denomina articulación.

104. The third type is called the gliding joint.

El tercer tipo es llamado el deslizamiento.

105. The fourth type is called a pivotal joint.

El cuarto tipo se denomina un conjunto fundamental.

106. A joint that has little or no immovable joint is called a synarthroses joint.

Una articulación que tiene poco o ningún inmueble denominada synarthroses.

107. Sometimes fractures are not so obvious on X-rays, but with a little patience, one can find a hairline or crack on an x-ray…. we call these hairline fractures.

Las fracturas a veces no son tan obvios a los rayos X, pero con un poco de paciencia, se puede encontrar un indicador o crack en una placa de rayos x…. le llamamos a estos indicador fracturas.

108. An example of a ball and socket joint is in the shoulder. When the ball and socket separates from each other, this is called a dislocation.

Un ejemplo de una esfera y una cavidad articular en el hombro. Cuando la bola se separe de los demás, esto se llama una dislocación.

109. 206 bones make of the entire human _____

body

cuerpo

110. Movement between bones is made possible by _____

Movimiento entre los huesos se hace posible por

joints

111. A fracture is a broken _____

bone
deshuesar

112. A compound fracture that breaks through what? _____

skin
piel

113. A simple fracture is a fracture that doesn't pierce the? _____
Un simple es una fractura que no perfore la

skin

114. The shoulder is an example of a _____ joint.

Ball and socket

Bola y toma

115. We also have immovable joints that have little or no _____

Movement

movimiento

116. A hairline fracture is a fracture that is sometimes difficult to see on _____

Un indicador es una fractura que a veces es difícil de ver en

X-ray

rayo X

117. The spine is divided into regions called cervical, thoracic, lumbar, and sacral.
La columna vertebral está dividida en las regiones cervical, torácica, lumbar y sacra.

118. The cervical region is made up of seven bones or seven vertebrae.

La región cervical está formada por siete huesos o siete vértebras.

119. The thoracic region is made up of twelve bones or vertebrae.

La región torácica está formado por doce huesos o vértebras.

120. The lumbar region is made up of five bones or vertebra.

La región lumbar se compone de cinco huesos o vértebras.

121. The area below the lumbar area is called the sacrum.

El área por debajo de la zona lumbar se denomina el sacro.

122. The sacrum is a triangular shaped bone at the base of our spines.

El sacro es un hueso triangular en la base de la espina dorsal.

123. The bone that is sometimes called the tailbone and is also called the coccyx.

El hueso que a veces se llama el cóccix, que también se llama el coxis.

124. Bone is made up of periosteum, compact bone, spongy bone and bone marrow.

 Hueso de periostio, hueso compacto y hueso esponjoso y médula ósea.

125. The periosteum is the thin membrane of the bone.

El periostio es la membrana delgada del hueso.

126. Compact bone is the dense and mostly solid part of the bone.

El hueso compacto es denso y sólido en su mayoría parte del hueso.

127. Spongy bone is made of small holes or pores.

Hueso esponjoso está hecho de pequeños orificios o poros.

128. Bone marrow is located in the center most region of the bone.

La médula espinal se encuentra en la región central del hueso.

129. The cervical region has _____ vertebra.

Seven

Siete

130. The thoracic region has _____ vertebra.

twelve

 doce

131. The lumbar region has _____ vertebra.

five

cinco

132. The sacral region has 5_____vertebra.

fixed

Fija

133. The coccyx is also called the _____

Tailbone

Rabadilla

134. The periosteum is considered the _____ of the bone.

thin membrane

135. Compact bone is considered the _____ and mostly _____ part of bone.

Solid, dense

Sólido y denso

136. Spongy bone has or is made up of small _____ or _____

holes, pores

137. _____ is a source of red blood cells, white blood cells, and platelets.

Bone marrow/ médula espinal

138. The medical term for the skull is cranium.

El término médico para la calavera es cráneo.

139. The hip bone is called the pelvis.

El hueso de la cadera es llamada la pelvis.

140. Bones of the wrist are called carpals.

Los huesos de la muñeca son llamados los carpianos.

141. The bone of the upper arm is called the humerus.

El hueso de la parte superior del brazo se llama el húmero.

142. The bones that make up the lower arm, they are the radius and the ulna.

Los huesos que forman la parte baja del brazo son el radio y el cúbito

143. The upper leg bone is called the femur.

La parte superior de la pierna se llama hueso del fémur.

144. The lower leg has two bones called the tibia and the fibula.

La parte inferior de la pierna tiene dos huesos llamados la tibia y el peroné.

145. The bone that protects the front of the knee area is called the patella.

El hueso que protege la parte frontal de la rodilla área se llama la rotula.

146. The collarbone is also called the clavicle.

La clavícula

147. Located in the middle of the chest area is a bone called the sternum.

Situado en el centro de la zona del pecho es un hueso del esternón.

148. Osteoporosis is a disease that is characterized by weak and easily broken bones.

La osteoporosis es una enfermedad que se caracteriza por una débil y fácilmente los huesos rotos.

149. There are two bones that create the frame work of the mouth the upper part is called the maxilla and the lower part is called the mandible.

Hay dos huesos que crear el marco de trabajo de la boca la parte superior se denomina el maxilar superior y la parte inferior se denomina mandíbula.

150. The cranium is the _____

human skull

Cráneo humano

151. The pelvis is the _____

hip bone

Hueso de la cadera

152. The bones of the wrist can also be called _____

carpals

carpiano

153. The humerus bone is the _____

upper arm

Brazo superior

154. The radius and the ulna make up the _____

lower arm

Brazo inferior

155. The femur is the bone that makes up the _____

sacral

sacro

156. The lower leg has two bones called the _____ and the _____

tibia,fibula

Tibia, peroné

157. The patella protects the _____ area.

knee

rodilla

158. The clavicle is also called the _____

collar bone

clavícula

159. The sternum is located in the _____

middle of the chest

Medio del tórax

160. Osteoporosis causes the bones to be _____ and easily _____

weak, broken

Débil, rotura

161. The lower mouth bone is called the _____

mandible

mandíbula

162. The upper mouth bone is called the _____

maxilla

maxilar superior

163. Osteoblasts are responsible for bone formation.

Los osteoblastos son responsables de formación ósea.

164. Osteoclasts are responsible for osteolysis or bone degeneration.

Los osteoclastos son responsables de osteolisis ósea o degeneración.

165. Osteoprogenitor cells divide to form new osteoblasts.

Las células osteoprogenitoras se dividen para formar nuevos osteoblastos.

166. A disease of the joints that make movement painful is called arthritis.

Una enfermedad de las articulaciones que se llama movimiento dolorosa artritis.

167. Osteoarthritis is a chronic joint inflammation that is a result of aging.

La osteoartritis es una enfermedad crónica inflamación de las articulaciones, lo que es el resultado del envejecimiento.

168. Rheumatoid arthritis is a chronic inflammatory disease affecting the connective tissue and joints.

Artritis reumatoide es una enfermedad inflamatoria crónica que afecta el tejido conectivo y articulaciones.

169. The vertebrae are cushion like structures called disks.

Las vértebras son cojín como estructuras llamadas discos.

170. When a disk is damaged and tears...we called this a ruptured disc.

Cuando un disco está dañado y lágrimas...eso se llamaba un disco roto.

171. Osteomyelitis is bone inflammation caused by a pathogen.

La osteomielitis inflamación del hueso causada por un patógeno.

172. The skeletal system is composed of bones, ligaments, tendons, and cartilage.

El sistema esquelético está compuesto de huesos, ligamentos, tendones y cartílagos.

173. The main function of the skeletal system is for support.

La función principal del sistema esquelético es de apoyo.

174. The sternum is also called the breast bone, it helps protect the heart and is where the ribs attach to.

El esternón es también llamado el esternón, que ayuda a proteger el corazón y es allí donde las costillas adjuntar.

175. The femur is the biggest bone of the body.

El fémur es el hueso más grande del cuerpo.

176. These cells are responsible for bone formation, they are called _____

 Osteoblasts

Los osteoblastos

177. These cells are responsible for bone degeneration, these are called?

Osteoclasts

Los osteoclastos

178. These cells divide to form an osteoblast. These are called _____
osteoprogenitors

179. This disease of the joints make movement very painful. The disease is called?

Arthritis
artritis

180. A chronic joint inflammation common as a result of aging. This is called?_
osteoarthritis
Osteoartritis

181. A chronic inflammatory disease affecting connective tissue and joints. This is called?

Rheumatoid arthritis
eumatoideo artritis

182. This structure located between two vertebra are called _____

discs

disco

183. When a disc is damaged and torn it is called a _____

ruptured disc

184. Bone inflammation that is caused by a pathogen is called _____

Osteomyelitis

Osteomielitis

185. The skeletal system include_____,_____,_____ and _____

bones, ligaments, tendons, cartilage

Huesos, ligamentos, tendones, cartílago

186. The main function of the skeletal system is for _____

support

sostener, apoyar

187. The sternum is also called the _____

Breastbone

esternón

188. What attaches to the sternum?

The ribs

Las costillas

189. The biggest bone of the human skeletal system... it is called the _____

femur

fémur

190. Muscles are essential to move our bones and ultimately our entire body is put in motion. We will now present the words that describe motion.

Los músculos son esenciales para hacer nuestros huesos y en última instancia todo nuestro cuerpo se pone en movimiento. Presentaremos ahora las palabras que describen.

191. Flexion is the action of decreasing the angle between two bones.

Flexión es la acción de disminuir el ángulo entre dos huesos.

192. Extension is the opposite of flexion extension is the action of increasing the angle between two bones.

Extensión es el opuesto de flexión extensión es la decisión de aumentar el ángulo entre dos huesos.

193. Adduction is movement toward the anatomical body.

Aducción es el movimiento hacia el cuerpo anatómico.

194. Abduction is movement away from the anatomical body.
Secuestro es alejarse del cuerpo anatómico.

195. Inversion means to turn inward.
Inversión significa girar hacia adentro.

196. Eversion means to turn outward.
La Eversión de vuelta hacia fuera.

197. Supination is movement that faces the palms of hands upward.

Supinación es el movimiento que enfrenta las palmas de las manos hacia arriba.

198. Pronation is the movement of facing the palms of the hands downward.

La pronación es el movimiento de las palmas de las manos hacia abajo.

199. Rotation is turning a body part on its own axis.

Rotación se está convirtiendo una parte del cuerpo sobre su propio eje.

200. What is abduction?

Movement away from the body.

Movimiento del cuerpo.

201. What is the opposite of abduction?

Adduction

aducción

202. Eversion means _____

turning outwards

Girar hacia afuera

203. Opposite of eversion is _____

inversion

inversión

204. Movement that decreases the angle between two bones is called?

flexion

flexión

205. Movement that increases the angle between 2 bones is called?

extension

flexión

206. When your hand is in a supinated position your palm is facing _____

upwards

arriba, hacia arriba

207. When your hand is in a pronated position, your palm is facing _____

downwards

hacia abajo

208. If you turn your head left and right, this movement is called _____

rotation

rotación

209. We can talk in terms of where a body part is in relation to another body part.

Podemos hablar en términos de una parte del cuerpo es en relación con otra parte del cuerpo.

210. Superior means toward the head or upper part of the body.

Medios superiores de la cabeza o en la parte superior del cuerpo.

211. Inferior means down or toward the feet.

Medios inferiores hacia abajo o hacia los pies.

212. Anterior means in front of the body.

Significa en la parte delantera del cuerpo.

213. Posterior is defined as behind or at the rear.

Posterior se define como detrás o en la parte trasera.

214. Medial is defined as the middle or midline of the body.

Medial se define como el medio o la línea media del cuerpo.

215. Lateral is defined as away from the mid-line of the body.

Se define como Lateral de la línea media del cuerpo.

216. Distal means away from the point of origin.

Distal medio de distancia del punto de origen.

217. Proximal is a term that means near the point of origin.
Proximal es un término que significa cerca del punto de origen.

218. Superior means higher in position or place.
Medios superiores en posición superior o lugar

219. Deep means away from the body surface.
Profundo significa lejos de la superficie del cuerpo.

220. Define superior.

Higher in position
En la posición superior

221. Opposite word of superior...

inferior
inferior

222. Medial is toward the _____ of the body.

middle or mid-line

Central o línea media

223. Lateral means that something was _____ from the _____ of the body.

away, mid-line

Lejos, de línea media

224. The word proximal means:

near the point of origin

Cerca del punto de origen

225. The opposite of proximal is _____

distal

226. Near the body surface is _____

superficial

227. Something that is away from the body surface is said to be _____

deep
profundidad

228. There are words that help describe different muscles.
Hay palabras que ayudan a describir los diferentes músculos.

229. There are three types of muscles in the human body.
Hay tres tipos de músculos en el cuerpo humano.

230. Striated muscles are also called skeletal or voluntary muscles.
Los músculos estriados esqueléticos son llamados también o los músculos voluntarios.

231. Smooth muscle is also called visceral, involuntary or unstriated muscle.
También hay músculo liso visceral, músculo involuntario o esencia

232. Cardiac muscles have characteristics of both smooth and striated muscles.
Los músculos cardiacos tienen características de ambos músculos estriados y lisos.

233. Muscles that move the body are striated.

Los músculos que mueven el cuerpo es estriado.

234. Muscles that make up the digestive system blood vessels, are smooth muscles.
Los músculos que conforman el sistema digestivo los vasos sanguíneos, músculos lisos.

235. Cardiac muscles are located in the heat.
Los músculos cardíacos se encuentran en el calor.

236. A muscle that is long in appearance is called _____
Un músculo que es largo en apariencia se llama

longus

237. Latissimus means that the muscle is wide.
Dorsal significa que el músculo es amplia.

238. Gracilis means that the muscle looks slender or thin.
Gracilis significa que el músculo se ve delgado o delgada.

239. A rectus muscle is a straight muscle.
un músculo recto.

240. A serratus muscle has a saw toothed appearance.
Un músculo serrato dientes de sierra tiene una apariencia.

241. A vastus muscle is a big muscle.

Un músculo vastus es un gran músculo

242. A transverse muscle looks like a crosswise muscle.

parece un músculo transversal.

243. An orbicularis is a muscle that is surrounding or circular in shape.

El orbicularis es un músculo que rodea o de forma circular.

244. The trapezius muscle is located in the back of the body. The trapezius is shaped like a trapezoid.

El músculo trapecio está situado en la parte posterior del cuerpo. El trapecio es una forma trapezoidal.

245. The rhomboid muscle is shaped like a rhombus.

 En forma de rombo.

246. The triceps muscle is divided into three parts, anterior-middle-posterior.

El músculo tríceps se divide en tres partes, anterior-medio-posterior.

247. Since we already know rectus means straight rectus abdominis means a straight muscle of the abdomen.

Rectus abdominis significa un músculo recto del abdomen.

248. The tibialis muscle is a muscle located in the anterior lower leg.

El músculo tibial es un músculo situado en la parte inferior de la pierna anterior.

249. The orbicularis muscles surround the eyes.

El orbicularis músculos que rodean los ojos.

250. The deltoid muscle has the same shape as the greek letter delta, triangular.

El músculo deltoides tiene la misma forma que la letra griega delta, triangular.

251. Some muscles are named for their size.

Algunos músculos son denominados así por su tamaño.

252. The teres major is a larger muscle than the teres minor

El redondo mayor es más grande que el músculo redondo menor

253. Gluteus maximus (large) is larger than the gluteus minimis (small).

Gluteus maximus (grandes) es más grande que el glúteo minimis (pequeña).

254. The biceps brachi muscle has two parts.

El biceps brachi músculo tiene dos partes.

255. The quadriceps femoris has four muscles.

Los quadriceps femoris tiene cuatro músculos.

256. The trapezius muscle is shaped like a _____

trapezoid

trapezoide

257. The rhomboid muscle is shaped like a _____

rhombus

rombo

258. The triceps brachi has _____

Three parts

Tres partes

259. Rectus abdominis means a _____ muscle.

 straight

línea recta

260. Where is the tibialis anterior muscle located?

In the lower leg

En la parte inferior de la pierna

261. The orbicularis muscles surround the _____

eyes
ojos

262. The deltoid muscle looks like the _____

greek letter delta
Letra griega delta

263. The opposite of teres minor is _____

teres major
Redondo mayor

264. The opposite of gluteus minor is _____

gluteus major
Glúteo mayor

265. The biceps brachi has _____

two parts

Dos piezas

266. The quadriceps femoris has _____

Four parts

Cuatro partes

267. There are _____ types of muscles in the human body.

Three types

Tres tipos

268. Striated muscles are also called _____ or _____

skeletal or voluntary muscles

Los músculos esqueléticos o voluntarios

269. Visceral, involuntary, or unstriated muscle is also called _____

smooth muscle

Músculo liso

270. Where is cardiac muscle located in?

The heart

El corazón

271. Cardiac muscles have characteristics of what type of muscles?

Smooth and striated

Liso o estriado

272. Muscles that move the the body are called?

Striated muscles or skeletal muscles

Los músculos estriados o los músculos esqueléticos

273. The muscles of the digestive system and blood vessels are called _____

smooth muscles

Los músculos lisos

274. A muscle that has a "long" appearance is called _____

longus

275. The latissimus muscle is very _____

wide

ancho

276. The gracilis muscle looks _____ or _____

slender or thin

Delgado

277. In anatomy, maximus means _____

larger

grande

278. Rectus muscle shape is _____

Músculo recto forma es

straight

279. A muscle that has a "saw toothed" shape is called?

serratus muscle

Músculo serrato

280. Vastus means _____

big

grande

281. Medical words can be dissected into the stems, prefixes, and suffixes.
Let's look at the stems first.

Las palabras pueden ser médicos disecados en los tallos, los prefijos y sufijos. Echemos un vistazo a los tallos.

282. abdomin/o = abdomen

283. acr/o = top, extremity

acroparalysis is the paralysis of the extremities (arms and legs).
Acroparalysis es la parálisis de las extremidades (brazos y piernas).

284. aden/o = pertaining to glans

An adenoma is a benign tumor of glandular origin.
Un adenoma es un tumor benigno de origen glandular.

285. adip/o = fat

adipose tissue is connective tissue that serves as a major storage for fat.
Tejido adiposo es un tejido conjuntivo que sirve como un importante almacenamiento de grasa

286. adren/o = adrenal glands

Adrenomyeloneuropathy is a rare genetic disorder affecting young children.

Adrenomyeloneuropathy es un raro trastorno genético afectan a los niños.

287. amyl/o = starch

Amyloidosis is disease that accumulates abnormal proteins in organs.
La amiloidosis es una enfermedad que se acumulan proteínas anormales de órganos.

288. angi/o = vessel

Angioplasty is a technique of widening and obstructed blood vessel.

La angioplastia es una técnica de ampliación y vasos sanguíneos obstruidos.

289. anky/o = bent, stiff

Ankylosis is stiffness in one of the human joints.
Anquilosis es rigidez en una de las las articulaciones humanas.

290. aort/o = aorta

The aorta is the largest artery in the human body.
La aorta es la arteria más grande del cuerpo humano.

291. A cosmetic surgery in the abdominal area is called _____

abdominoplasty

abdominoplastía

292. Paralysis of the extremities is _____

Parálisis de las extremidades es

acroparalysis

293. A benign tumor of glandular origin is called _____
Un tumor benigno de origen glandular se llama

adenoma

294. Fat is stored in this tissue _____

adipose tissue
Tejido adiposo

295. A rare genetic disease of young children is _____

Una rara enfermedad genética de los niños

adrenomyeloneuropathy

296. This disease accumulates abnormal proteins in the organs, what is it?

Esta enfermedad se acumula proteínas anormales en los órganos, ¿qué es?

Amyloidosis

297. This proceduce will widen an obstructed blood vessel...

angioplasty
angioplastía

298. Stiffness in the joints... is called what?

 Rigidez en las articulaciones ... se llama ¿qué?

Ankylosis

299. Largest artery of the body is _____

the aorta

La aorta

300. append/o, ic, and ico = vermiform appendix/ apéndice ciego

301. arteri/o = artery

arteriosclerosis is known commonly as "hardening of the arteries"
Arteriosclerosis es comunmente conocido como "endurecimiento de las arterias"

302. arthr/o = joint

Arthritis is inflammation of the joints with associated pain, swelling, and stiffness.

Es la inflamación de las articulaciones con dolor, hinchazón y rigidez.

303. aur/i = aud = ear, hearing

Auricular acupuncture is a form of alternative medicine that believes points on the ear represent the entire body.
Acupuntura Auricular es una forma de medicina alternativa que cree puntos de la oreja representa el cuerpo entero.

304. bar/o = weight, pressure

A barometer is an instrument that measures atmospheric pressure.

Un barómetro es un instrumento que mide presión atmosférica.

305. blephar/o = eyelid, eyelash

Blepharitis is a chronic inflammation of the eyelid.

La blefaritis es una inflamación crónica de los párpados.

306. brach/i = arm

A brachioplasty is a procedure that reduces excess skin and fat around the arm and under arm.

La braquioplastia es un procedimiento que reduce el exceso de piel y grasa alrededor del brazo y debajo del brazo.

307. brady = slow

Bradykinesia is characterized by slowness in movement. This is seen in Parkinson's disease.

La bradicinesia se caracteriza por su lentitud en el movimiento. Esto se observa en la enfermedad de Parkinson.

308. bronch/o = air tubes

Bronchitis is an acute inflammation of the air passages.

Bronquitis aguda es una inflamación de los conductos de aire.

309. bucca = cheek

The buccinator is a muscle located in the face.

El buccinador es un músculo situado en la cara.

310. Inflamation of the appendix is called _____

Inflamación del apéndice se llama

Appendicitis

311. Hardening of the arteries is also called _____

Endurecimiento de las arterias

arteriosclerosis

312. Inflammation of a joint with pain, swelling, and stiffness is called?

Inflamación de una articulación con el dolor, la hinchazón y la rigidez se llama?

arthritis

313. A form of alternative medicine that deals with the ear is called _____

Auricular acupuncture

Acupuntura auricular

314. What is an instrument that measure the atmospheric pressure called?

Barometer

Barómetro

315. What is a chronic inflammation of the eyelid called?

¿Qué es una inflamación crónica de los párpados ha llamado?

Blepharitis

316. This procedure will remove excess skin from around and under the arm.

Este procedimiento elimina el exceso de piel de alrededor y debajo del brazo

brachioplasty

317. An example where we see bradykinesia occurs in _____

Un ejemplo de donde podemos ver la bradicinesia se produce en

209

Parkinson's disease

318. What condition would you see an inflammation of the air passages?

Bronchitis

319. This cheek muscle is called the _____

buccinator

320. Crypto = hidden

Cryptococcus is a yeast-like fungi.
El criptococo es una levadura-como los hongos.

321. capit/o = head

The splenius capitis muscles extend and hyperextend the head and neck.
El esplenio de la cabeza y extender los músculos hyperextend la cabeza y el cuello.

322. carcin/o = cancer

Carcinoma is a malignant tumor.
Es un tumor maligno.

323. cardi/o = heart

Cardiology is the study of the heart.

Cardiología es el estudio del corazón.

324. carp/o = wrist

Carpal tunnel syndrome is a condition associated with the median nerve when one can have pain in the wrist, hand, or arm.

Síndrome del túnel carpiano es una condición asociada con el nervio medio cuando uno puede tener dolor en la muñeca, la mano o el brazo.

325. caud = tail

A caudal block is an injection into the lower back region to reduce pain.

Un bloqueo caudal es una inyección en la región inferior de la espalda para reducir el dolor.

326. celi/o = abdomen : belly

People with celiac disease can't eat certain kinds of foods.

Las personas con enfermedad celíaca no puede comer ciertos tipos de alimentos.

327. cephal/o = head

Cephagia means headache.
Cephagia significa dolor de cabeza.

328. Kerat/o = cornea

Keratitis is an inflammation of the cornea.
Queratitis es una inflamación de la córnea.

329. cerebr/o = brain, cereburm

A cerebral accident is an injury to the brain.
Un accidente cerebral es una lesión en el cerebro.

330. cervic/i/o = neck, cervical

The cervical region is the name we use to describe the neck area.
La región cervical es el nombre que usamos para describir el área del cuello.

331. cheil/o or chil/o = lip

Cheilalgia means pain in the lip.
Cheilalgia significa dolor en el labio.

332. What is cryptococcus?
¿Qué es el criptococo?

A yeast like fungi

333. What movement does the splenius capitus muscles move the head and neck?

¿Qué movimiento el esplenio capitus los músculos mueven la cabeza y el cuello?

Exension, hyperextension

334. Is carcinoma a benign or a malignant tumor?

Es un carcinoma benigno o un tumor maligno?

Malignant

335. Define cardiology.

Study of the heart.

Estudio del corazón.

336. In carpal tunnel syndrome, the pain is felt in the _____, _____, or arm.

wrist, hand

Muñeca, la mano

337. A caudal block is an injection into the _____ to reduce _____

lower back region, pain

Región inferior de la espalda, dolor

338. Certain foods can't be eaten by people with _____ disease

Ciertos alimentos no puede ser comido por las personas con

celiac

339. Another word for headache is _____

cephagia

Cephagia

340. chem/o = Chemical, drug

Chemotherapy is the treatment of disease with chemicals.

La quimioterapia es el tratamiento de la enfermedad con productos químicos.

341. chir/o = hand

Chiropractic is the science of treating musculoskeletal conditions by manipulation of the spine.

La quiropráctica es la ciencia de tratar las enfermedades osteomusculares en la manipulación de la columna vertebral.

342. chlor/o = green

Chlorophyll is a green pigment found in all plants, algae, and cyanobacteria.

La clorofila es un pigmento verde se encuentran en todas las plantas, algas y cianobacterias.

343. chol/e = bile

Cholesterol is a waxy fat-like substance that is present natually in all parts of the body.

El colesterol es una sustancia parecida a la grasa que está presente natually en todas las partes del cuerpo.

344. cholecyst/o = gallbladder

Cholecystectomy is the surgical removal of the gallbladder.

La colecistectomía es la extirpación de la vesícula biliar.

345. chondr/i = cartilage

Chondromalacia means "softening of the cartilage" and the most common location is the underside of the knee cap.

La condromalacia significa "ablandamiento del cartílago" y la localización más frecuente es la parte inferior de la rodilla.

346. cilio = cilia or eyelash

Cilium is a hair like process extending from the surface of a cell.

Cilio es un pelo como proceso que va desde la superficie de la célula.

347. cleav = to divide

a cleaver is a large knife.

Una cleaver es un cuchillo de grandes dimensiones.

348. coel/e = cavity, chamber

Coeliac disease is an autoimmune disease of the small intestine of genetic origin.

Enfermedad celíaca es una enfermedad autoinmune del intestino delgado de origen genético.

349. col/o = colon

Colonoscopy is a procedure that allows the doctor to look at the interior lining of the large intestine.

La colonoscopia es un procedimiento que permite al médico ver el revestimiento interior del intestino grueso.

350. colp = vagina

Colpscopy is a medical procedure to examine the cervix and tissues of the vagina.

Colpscopy es un procedimiento médico para examinar el cuello uterino y los tejidos de la vagina.

351. What is the name of the treatment of disease with chemicals?

¿Cuál es el nombre de el tratamiento de la enfermedad con productos químicos?

Chemotherapy

352. The science of treating musculoskeletal conditions by manipulating the spine is called?
La ciencia de tratar las enfermedades osteomusculares por manipular la espina dorsal se llama?

chiropractic

353. This green pigment can be found in plants, what is it?
Este pigmento verde se puede encontrar en las plantas, ¿qué es?
chlorophyll

354. What is a waxy fat-like substance found in all parts of the body?

¿Qué es una sustancia parecida a la grasa se encuentra en todas las partes del cuerpo?

cholesterol

355. Removal of the gallbladder is called what?

Extracción de la vesícula biliar se llama ¿qué?

cholecystectomy

356. What is another term that means "softening of the cartilage"?

¿Qué es otro término que significa "ablandamiento del cartílago"?

chondromalacia

357. A hair like process extending from the surface of a cell is called?

Un pelo como proceso que va desde la superficie de una célula se llama?

cilium

358. Patients who are confined to their beds for long periods can develop bedsores. Another word for bedsores is decubitus ulcer.

Los pacientes que se encuentran confinados a sus camas durante períodos prolongados puede desarrollar úlceras por decúbito. Otra palabra para úlceras por decúbito es úlceras por decúbito.

359. An autoimmune disease of the small intestine of genetic origin is called?

Una enfermedad autoinmune del intestino delgado de origen genético se llama?

celiac disease

360. A procedure that allows the doctor to examine the interior of the large intestine is colonoscopy

Un procedimiento que permite al médico examinar el interior del intestino grueso es la colonoscopia

361. Medical procedure to examine the cervix and tissues of the vagina is?

Procedimiento Médico para examinar el cuello uterino y los tejidos de la vagina?

colposcopy

362. core, coreo, coro = pupil of the eye

Corectomy is the surgical removal of part of the iris.

Corectomy es la extirpación quirúrgica de una parte del iris.

363. cordi = pertaining to the heart

Commotio cordis is a disruption of the heart rhythm of beat due to a direct hit to the area over the heart

Commotio cordis es un trastorno del ritmo cardíaco de ritmo debido a un golpe directo a la zona en el corazón

364. costo = ribs

Costochondritis is an inflammation of areas where the upper ribs meet with the cartilage that holds them to the sternum.

Es una inflamación de las zonas donde las costillas superiores con el cartílago que mantiene con el esternón.

365. cox = hip

Coxopodite is the basal joint of a crustacean limb.

Coxopodite conjunta es la extremidad de un crustáceo.

366. crani/o = cranium, skull

Craniology is the study of variations in shape, size, and proportion of skulls.

Craneología es el estudio de las variaciones de tamaño, la forma y la proporción de los cráneos.

367. cry/o = cold, freezing

Cryoablation is defined as using extreme cold to remove tissue.

Crioablación se define como la utilización frío extremo para extraer el tejido.

368. cut, cutae = skin

Subcutaneous means beneath all the layers of the skin.

Subcutáneo significa debajo de todas las capas de la piel.

369. cyan/o = blue, cyanide

Cyanopsia means to see everything in a tint of blue.

Cyanopsia medios para ver todo lo que tiene un tinte de color azul.

370. The deltoid muscles are those muscles that make-up the rounded superior portion of our shoulders. The deltoids are further divided into 3 parts: anterior, middle, and posterior.

El músculo deltoides son los músculos que conforman la parte superior redondeada de nuestros hombros. La deltoids se dividen en 3 partes: anterior, medio y posterior.

371. A dermatome is a specific area of the body's skin that is innervated or wired to a single nerve, Remember "derma" means skin.

Un dermatoma es un área específica de la piel del cuerpo que es inervado por cable o a un solo nervio, recuerde "derma" significa piel.

372. A medical term that a doctor can use to describe redness or lesions on the skin is erythematous.

Un término médico que el médico puede usar para describir enrojecimiento o lesiones en la piel eritematosa.

373. If you notice an increase or excessive growth of tissue on the body. What terminology would you use to describe this condition?

Si usted nota un aumento o crecimiento excesivo de tejido en el cuerpo. ¿Qué terminología se utiliza para describir esta condición?

Hyperplasia

374. Many of us develop physical scars from accidents or falling down. At times scars will over-grow during the healing process. These overgrowth scars are called?

Muchos de nosotros desarrollar cicatrices físicas por accidente o caída. A veces las cicatrices de crecer durante el proceso de cicatrización. Estas cicatrices son llamados sobrecrecimiento?

Keloids

375. Physicians while perform minor surgery on the skin use a medication that will numb the area. This medication is commonly known as?

Los médicos cirugía menor en la piel usar un medicamento que se utiliza para adormecer el área. Este medicamento es lo que comúnmente se conoce como?

Xylocaine

376. Hair is an accessory organ for the skin system. Another word for skin system is?

Cabello es un accesorio de la piel. Otra palabra para piel sistema es?

Integumentary system

377. The skin helps us retain water in our system, a word opposite of hydration is?

La piel nos ayuda a mantener el agua en nuestro sistema, una palabra opuesta a la hidratación es?

Dehydration

378. This skin condition causes the skin to become red and irritated. The skin may also become thick and appear to have patches that are silver and white in color. What is the skin condition?

Esta condición de la piel hace que la piel se torne roja e irritada. La piel también puede ser espesa y no parecen tener parches que son plata, de color blanco. ¿Cuál es la condición de la piel?

Psoriasis

379. This condition is inherited or passed on from parent to child. Individuals with this condition have little or no pigmentation in their eyes, skin, or even their hair. Adults or

chidren with no pigmentation or melanin are sometimes referred to as?

Esta enfermedad es hereditaria o pasan de padres a hijos. Las personas con esta condición tienen poca o ninguna la pigmentación en los ojos, la piel, o incluso su cabello. Adultos o niños con melanina la pigmentación o no se conoce a veces como?

Albinism

380. A common inflammatory skin condition that causes pimples most noticeable on the face of teenagers is called?

Una enfermedad inflamatoria de la piel que causa espinillas más notable en la cara de los adolescentes se llama?

Acne

381. Malacia is a suffix meaning abnormal softening of a tissue. What word can you think of that means softening of the bones?

Malacia es un sufijo significado reblandecimiento anormal de un tejido. ¿Cómo puede usted pensar en eso significa reblandecimiento de los huesos?

Osteomalacia

382. Now there is a disorder that is caused by a deficiency or lack of vitamin D which causes the softening and weakening of the bones. What is this condition called?

Hay un trastorno que es causada por una deficiencia o falta de vitamina D, la cual provoca el reblandecimiento y debilitamiento de los huesos. ¿Qué es esta condición llamada?

Rickets

383. You are walking through the forest one day and accidentally touch a plant that causes a severe allergic reaction to your skin. The most irritating symptom is severe itching up the skin.

Tienes que caminar por el bosque un día y accidentalmente toca una planta que produce una reacción alérgica severa en la piel. El más molesto síntoma es una intensa comezón de la piel.

384. What does the prefixes "sub" or "hypo" mean?

Under, beneath
Bajo

385. What word means the inflammation of the skin?
¿Qué palabra significa la inflamación de la piel?
Dermatitis

386. This doctor specializes in skin conditions:

dermatologist
dermatólogo

387. This condition is called ringworm, but has nothing to do with worms. It is a fungal infection of the scalp or head area. Is this condition in is diagnosed early on, a shampoo containing selenium sulfide can help stop the spread of the infection.

Esta condición se llama la tiña, pero no tiene nada que ver con los gusanos. Es una infección micótica del cuero cabelludo o área de la cabeza. Es esta condición se diagnostica en una etapa temprana, un champú que contenga sulfuro de selenio pueden ayudar a detener la propagación de la infección.

388. The superficial surface of the skin is also called?
Superficial la superficie de la piel también se llama?
Epidermis

389. If you have an inflammatory skin condition, what type of the medication which her doctor prescribed to help reduce the inflammation?

Si usted tiene una enfermedad inflamatoria de la piel, ¿qué tipo de medicamentos que su médico le haya recetado para ayudar a reducir la inflamación.

A steroid

390. What does the word atherosclerosis mean?

¿Qué significa la palabra aterosclerosis?

Hardening of the arteries

391. An involuntary muscle contraction can also be called?

Una contracción muscular involuntaria puede ser llamado también?

Muscle contraction

392. If the suffix "algia" means pain, then what does the word dentalgia mean?

Si el sufijo "algia" significa dolor, entonces, ¿qué significa la palabra dolor odontológico?

Tooth pain

393. Plastic surgery of the nose is called?

Cirugía Plástica de la nariz se llama?

Rhinoplasty

394. A medical word that means removal of the gallbladder?

Una palabra que significa extirpación de la vesícula biliar?

Cholecystectomy

395. In medical word that means removal of stomach?

En palabras médicas que significa la exclusión de estómago?

Gastrectomy

396. An instrument used to view or examine the larynx.

Instrumento que se usa para ver o examinar la laringe.

Laryngoscope

397. Can you think of a word that means fear of water?

¿Puede usted pensar en una palabra que significa temor del agua?

Hydrophobia

398. What is an otoscope used for?

It is an instrument that is used to examine or view the ear.

Se trata de un instrumento que se usa para examinar o visualizar el oído.

399. What is the word erythropenia mean?

It is a condition of reduce or deficiency of red blood cells.

Es una condición de reducir o deficiencia en los glóbulos rojos de la sangre.

400. If I were to ask you what is above and below and intercostal space?

Si yo les preguntara lo que está por encima y por debajo y espacio intercostal?

Above and below are rib bones

401. Your patient as a severe bacterial infection on his arm, there is also a lot of pus. An infection that causes the production of pus is said to be?

El paciente como una infección bacteriana grave en su brazo, también hay una gran cantidad de pus. Una infección que causa la producción de pus se dice que es?

Pyogenic

402. Your patient's condition has worsened and blood tests show that he has a severe bacterial infection. Another word for bacterial infection of the blood is?

La condición del paciente ha empeorado y de las pruebas de sangre muestran que tiene una infección bacteriana severa. Otra palabra para la infección bacteriana de la sangre?

Septicemia

403. Because septicemia can cause severe damage to organs, it is usually treated with high doses above what type of medication?

Porque la septicemia puede causar graves daños a los órganos, por lo general se trata con dosis altas por encima de qué tipo de medicamento?

Antibiotics

404. A severe blood infection can cause destruction of red blood cells, another word for destruction of red blood cells is?

Una infección grave de la sangre puede causar la destrucción de los glóbulos rojos, otra palabra para la destrucción de los glóbulos rojos?

Hemolysis

405. This suffix means to remove or excise.

Este sufijo significa quitar

Ectomy

406. This suffix means to create an artificial opening.

Este sufijo significa crear una abertura artificial.

Stomy

407. What is the study of disease?

¿Qué es el estudio de la enfermedad?

Pathology

408. A doctor notices that his patient's heart is abnormally large for his size. An abnormality in enlarged heart is also called?

Un médico advierte que su corazón del paciente es anormalmente grande para su tamaño. Una anormalidad en agrandamiento del corazón también se llama?

Cardiomegaly

409. Sometimes an infected mosquito can transmit a virus that causes an inflammation of the brain. What is this called?

A veces un mosquito infectado puede transmitir el virus que causa la inflamación del cerebro. ¿Cómo se denomina este proceso?

Encephalitis

410. This word means a fatty tumor.

Esta palabra significa un tumor de grasa.

411. This suffix means a condition.

Este sufijo significa una condición.

osis

412. If your friend has an eyelid that appears to be drooping, we say that it is called?

Si tu amigo tiene un párpado que parece ser colgantes, decimos que es llamado?

Ptosis

413. Sometimes the eyelid droops because there may be a nerve disease associated with it. What is a word that means nerve disease?

A veces, el párpado se cae porque no puede ser una enfermedad de los nervios asociados con ella. ¿Cuál es la palabra que significa enfermedad del nervio?

Neuropathy

414. There is a condition where you will find stones within the kidneys, what is this condition?

No es una condición en la cual encontrará piedras en los riñones, lo que es esta condición?

Nephrolithiasis

415. Surgical removal of the appendix is called?

Extirpación quirúrgica del apéndice se llama?

Appendectomy

416. Some people are afraid of the sight of blood. Fear of blood is also called?

Algunas personas tienen miedo a la vista de la sangre. El temor de la sangre también se le llama?

Hematophobia

417. This prefix means the color red.

Este prefijo significa el color rojo.

Erythro

418. This prefix means the color white.

Este prefijo significa el color blanco.

Leuko

419. This word means that you have a fever.

Esta palabra significa que usted tiene una fiebre.

Febrile

420. If you don't have a fever, another way to say it is?

Si usted no tiene una fiebre, otra manera de decir que es?

Afebrile

421. I just checked my heart rate and it was 40 beats per minute. A word for slow heart rate is?

Acabo de comprobar mi ritmo cardíaco y se 40 latidos por minuto. Una palabra de frecuencia cardíaca lenta?

Bradycardia

422. After spending 30 minutes on the treadmill, my heart rate was beating at 200 beats per minute. A word for fast heart rate is?

Después de pasar 30 minutos en la cinta, mi corazón estaba golpeando a ritmo de 200 latidos por minuto. Una palabra de frecuencia cardíaca rápida?

Tachycardia

423. What does nocturia mean?

¿Qué es nocturia?

It means urination during the night.

424. You start feeling dizzy and notice that the room is spinning around, you're experiencing what?

Que usted comience a sentirse mareado y observe que la sala está girando a su alrededor

Vertigo

425. It is 7:00 a.m. and you decide to check your blood sugar with glucometer.

 You noticed that your blood sugar is very low or we can say?

Son las 7:00 de la mañana y usted decide controlar su nivel de azúcar en sangre con glucómetro. Se dio cuenta de que su nivel de azúcar en la sangre es muy baja o podemos decir?

hypoglycemia

426. The next day you decide to check your blood sugar at 3:00 p.m., and you noticed it is a very high. A very high sugar concentration of your blood is called?

Al día siguiente usted decide controlar su nivel de azúcar en sangre a las 3:00 p.m. , y he notado que es muy alta. Una muy alta concentración de azúcar en la sangre se llama?

Hyperglycemia

427. During the physical examination the doctor notices the glands under your arms are swollen. Inflammation of a gland is called what?

Durante el examen físico: el médico nota las glándulas debajo de los brazos están hinchados. Inflamación de una glándula se llama ¿qué?

Adenitis

428. This hormone is excreted by the adrenal glands and it is called?

Esta hormona es excretado por las glándulas suprarrenales y se llama?

429. Some individuals may experience hair loss or baldness, can occur with males or females.

Algunas personas pueden experimentar pérdida de cabello o calvicie, puede ocurrir con machos o hembras.

alopecia

430. This disease affects the mental capacity of our intellect, causes severe memory loss, and makes it very difficult to perform our daily responsibilities.

Esta enfermedad afecta a la capacidad mental de nuestro intelecto, provoca una grave pérdida de la memoria, y hace que sea muy difícil de llevar a cabo nuestras responsabilidades diarias.

Alzheimer's disease

431. At times physicians may require a sample of the amniotic fluid surrounding the developing fetus to determine any irregularities in its development. This surgical procedure is called?

A veces los médicos pueden requerir una muestra del líquido amniótico que rodea al feto en desarrollo para determinar la existencia de irregularidades en su desarrollo. Este procedimiento quirúrgico se llama?

Amniocentesis

432. Before any complicated surgery, the patient is put under or placed unconscious throughout the procedure of the surgery.

Antes de cualquier cirugía complicada, se coloca al paciente inconsciente o colocados en todo el procedimiento de la cirugía.

433. If a person complains of a sharp pain in his chest and if you have already ruled out a heart attack, what is the word that describes this pain?

Si una persona se queja de un dolor agudo en el pecho y si ya se ha descartado un ataque al corazón, lo que es la palabra que describe este dolor?

434. This patient's spinal column is chronically inflamed and he complains that he has difficulty moving his upper and lower back without experiencing pain. What could be his problem?

Este paciente la columna vertebral es crónicamente inflamado y se queja de que tiene dificultad para mover la parte superior y la parte inferior de la espalda sin sentir dolor. ¿Cuál podría ser el problema?

Ankylosing spondylitis

435. My doctor told me the other day that I needed to take medication for my diabetes. Medication that controls diabetes is called?

El médico me dijo el otro día que yo tenía que tomar medicamentos para mi diabetes. Medicamento que controla la diabetes se llama?

anti-diabetic medication

436. If your kidneys cannot form urine, then you are unable to urinate. A condition in where the kidneys cannot form urine is called?

Si los riñones no pueden formar la orina, entonces usted es incapaz de orinar. Un estado en donde los riñones no pueden formar la orina se llama?

Anuria

437. The aorta is the largest artery in the body, when this artery develops plaque it is called?

La aorta es la arteria más grande del cuerpo, cuando esta arteria se desarrolla la placa se denomina?

Aortic stenosis

438. The motorist was involved in a severe accident. On examination, the doctor noted that his patient was not able to communicate verbally to his questions. This condition is called?

El motorista se vio involucrado en un accidente grave. En el examen, el médico señaló que su paciente no es capaz de comunicarse verbalmente a sus preguntas. Esta condición se llama?

439. Your brother is complaining that he has a severe pain located at the right lower quadrant of his abdomen. What is your diagnosis?

Tu hermano se queja de que tiene un dolor agudo localizado en el cuadrante inferior derecho del abdomen. ¿Cuál es su diagnóstico?

Appendicitis

440. On review of your patient's x-rays, you notice that many of his joints appear to have some degenerative disease. There is a word that describes disease of the joints, what is it?

Para la revisión de la radiografías del paciente, se observa que muchos de sus articulaciones parecen tener algunas enfermedades degenerativas. Hay una palabra que describe enfermedades de las articulaciones, ¿qué es?

Arthropathy

441. The physical examination reveals that the patient has severe distention of the abdomen, later you conclude that there is fluid in the abdomen, what is the medical terminology for this?

El examen físico revela que el paciente tiene una grave distensión del abdomen, después se llega a la conclusión de que no hay líquido en el abdomen, lo que es la terminología médica para esto?

Ascites

442. Sometimes certain conditions can be very embarrassing for some patients, as in the case of inflammation of the penis or we may also say?

A veces, determinadas condiciones puede ser muy embarazoso para algunos pacientes, como en el caso de inflamación en el pene o también podemos decir?

Balanitis

443. There are many types of cancers, and type a cancer that will not spread is called?

Hay muchos tipos de cáncer, y el tipo de cáncer que no diseminado se llama?

Benign cancer

444. If we wanted to determine whether if a cancer was benign or malignant, we would do this procedure.

Si queríamos determinar si un cáncer fue benigna o maligna, lo que haríamos este procedimiento.

A biopsy

445. The human body has sacs filled with fluid called bursa that help with movement by reducing friction. Sometimes the bursa can have inflammation and it is sometimes referred to as?

El cuerpo humano tiene sacos llenos de líquido llamado bursa que ayuda con el movimiento por la fricción. A veces la bursa puede tener inflamación y a veces se la denomina?

Bursitis

446. Cardiologists are required to do intense study of the heart for many years. The study of the heart is called?

Los cardiólogos son necesarios para hacer un profundo estudio del corazón durante muchos años. El estudio del corazón se llama?

Cardiology

447. We refer to lower portion of the body as?

Nos referimos a la parte inferior del cuerpo, de la misma forma?

Caudal

448. This medical term can be used to express a headache.

Este término médico se puede utilizar para expresar un dolor de cabeza.

Cephalgia

449. This word means pertaining to the head.

Esta palabra significa relativo a la cabeza.

cephalic

450. Many mothers preferred not to have a natural child birth, instead they opt for this procedure.

Muchas madres prefieren no tener un parto natural, sino que optan por este procedimiento.

Cesarean section

451. This can occur after many years of abusing alcohol, poor nutrition, or infection to the liver.

Esto puede ocurrir después de muchos años de abusar del alcohol, mala nutrición, o de una infección en el hígado.

Cirrhosis

452. The collarbone can also be called?

La clavícula puede ser llamado también?

Clavicle

453. The very last bone of the spinal column is sometimes referred to as?

El último hueso de la columna vertebral se denomina a veces?

Coccyx

454. When the rib cage and the cartilage are undergoing inflammation, it is called?

Cuando la caja torácica y el cartílago se encuentra en inflamación, se denomina?

Costochondritis

455. This disease causes inflammation of the gastrointestinal tract and patients experience severe diarrhea, fever, abdominal cramping, weight loss, and also ulcerative colitis. What is it called?

Esta enfermedad causa inflamación del tracto gastrointestinal y los pacientes experimentan una fuerte diarrea, fiebre, dolor abdominal, pérdida de peso, y también colitis ulcerosa. ¿Cómo se llama?

Crohn's disease

456. Your patient tells you that he fell on his knee at work and on examination it appears to be very swollen. Logically your first step is to apply a cold pack to help reduce the inflammation. What is another word for this cold pack treatment?

El paciente le dice que le cayó sobre su rodilla en el trabajo y en el examen que parece estar muy hinchado. Lógicamente el primer paso es aplicar una compresa fría para ayudar a reducir la inflamación. ¿Cuál es otra palabra para este paquete frío tratamiento?

Cryotherapy

457. A patient's face color appears to be bluish and it suggests that the skin is deficient in oxygen. What is the medical term that describes a blue coloration of the skin?

Un paciente aparece la cara de color azulado y sugiere que la piel es deficiente en oxígeno. ¿Cuál es el término médico que describe una coloración azul de la piel?

Cyanosis

458. If you wanted to order a visual inspection of the bladder, what word would you use?

Si desea solicitar una inspección visual de la vejiga, qué palabra debe utilizar?

Cystoscopy

459. What is the name of a abnormal blood clot in a deep vein of the leg?

¿Cuál es el nombre de un anormal coágulo sanguíneo en una vena profunda de la pierna?

Deep vein thrombosis

460. Another word for loss of mental capabilities and loss of memory?

Otra palabra de la pérdida de capacidad mental y pérdida de la memoria?

Dementia

461. You are confident that you know exactly what the patient's problem is that is causing their symptoms. What is the word for this?

Está seguro de que usted sabe exactamente lo que el problema del paciente que está causando sus síntomas. ¿Cuál es la palabra que define a este?

Diagnosis

462. This morning I woke up and I had difficulty swallowing my breakfast. Difficulty swallowing is also called?

Esta mañana me desperté y tuve dificultad para tragar mi desayuno. Dificultad para tragar también se denomina?

Dysphagia

463. When tissue cells begin to form or grow abnormally in their size or shape, we call this?

Cuando las células de los tejidos comienzan a formar o crecen de manera anormal en su tamaño o forma, se llama?

dysplasia

464. There are many conditions that could cause one to experience painful or difficult urination, the word we use is?

Hay muchos factores que podrían provocar una experiencia de dolor o dificultad al orinar, la palabra que se utiliza es?

Dysuria

465. If there is an accumulation or retention of fluids in any of the organs or tissues within the human body, we use this word to describe it.

Si hay una acumulación o retención de líquidos en cualquiera de los órganos o tejidos en el cuerpo humano, se utiliza esta palabra para describirlo?

edema

466. You will go to this specialist if you were experiencing any troubles with your endocrine glands.

Va a ir a este especialista si se produce algún problema con su glándulas endocrinas.

endocrinologist

467. The epiglottis prevents food from entering the airway. The ability of the epiglottis to perform its job can be hindered by inflammation. Inflammation of the epiglottis is called?

La epiglotis impide que los alimentos entren en las vías respiratorias. La capacidad de la epiglotis para realizar su tarea puede ser obstaculizado por la inflamación. Inflamación de la epiglotis se llama?

Epiglottitis

468. The red blood cell or erythrocyte can sometimes abnormally increase in numbers, what is the condition called?

Los glóbulos rojos o eritrocitos anormal puede a veces aumento de las cifras, ¿cuál es la condición llamada?

Erythrocytosis

469. During a severe middle ear infection, this tube connecting the middle ear to the throat may become blocked and prevent proper draining. What is the name of this tube?

Durante una severa infección en el oído medio, el tubo que conecta el oído medio con la garganta puede llegar a bloquearse y impedir un correcto drenaje. ¿Cuál es el nombre de este tubo?

Eustachian tube

470. What is another word for thigh-bone?

¿Cuál es otra palabra para fémur?

The femur

471. This bone next to the tibia and it is smaller.

Este hueso junto a la tibia y es más pequeña.

Fibula

472. This field of medical science focuses on the senior citizen's health.

Este campo de la ciencia médica se centra en los altos la salud de los ciudadanos.

Geriatrics

473. An abnormal increase in ocular pressure or eye pressure could cause severe damage to a person's vision. The disease associated with this is called?

El aumento anormal de presión ocular o presión ocular podría causar graves daños a la visión de la persona. La enfermedad asociada con lo que se denomina?

Glaucoma

474. The presence of sugar in urine is considered to be abnormal. Sugar in the urine is called?

La presencia de azúcar en la orina se considera anormal. Azúcar en la orina se denomina?

Glycosuria

475. This doctor specializes in identifying diseases and treatment of conditions affecting women. The name of this doctor is?

Este médico se especializa en identificar enfermedades y el tratamiento de las condiciones que afectan a la mujer. El nombre de este médico?

Gynecologist

476. If you run to the toilet to vomit and you see blood, what do you call this?

Si se ejecuta al baño a vomitar y que vea sangre, ¿a qué se llama esto?

Hematemesis

477. A doctor who specializes in blood and the diseases associated with it is called?

Un médico que se especializa en la sangre y las enfermedades asociadas a se denomina?

Hematologist

478. Paralysis on one side of the body only is called?

Parálisis en un lado del cuerpo sólo se llama?

Hemiplegia

479. If you have blood accumulating in the within the chest cavity, there is one word that we use to describe this?

Si tiene acumulación de sangre en el interior de la cavidad torácica, hay una palabra que utilizamos para describir esto?

hemothorax

480. If a hormone or enzyme begins to be secreted at the very high amount or is produced at a high level, what word would you use to describe this?

Si una hormona o enzima empieza a ser secretada en la muy alta cantidad o es producida a un alto nivel, ¿qué palabra se utiliza para describir esto?

Hypersecretion

481. If a doctor decides to remove the entire uterus, we will call this procedure?

Si el médico decide retirar todo el útero, se llama a este procedimiento?

hysterectomy

482. Sometimes an orthopedic surgeon needs to remove the back portions of one or more vertebra in order to relieve pressure being exerted on the spinal nerves. This procedure is called?

A veces el cirujano ortopédico debe quitar la parte posterior parte de uno o más vértebras con el fin de aliviar la presión que se ejerce sobre los nervios espinales. Este procedimiento se llama?

Laminectomy

483. It we suspect a person to have meningitis, a procedure to remove a sample of cerebral spinal fluid for testing is called?

Lo que se sospecha de una persona a tener meningitis, un procedimiento para extraer una muestra de líquido cefalorraquídeo para la prueba se llama?

Lumbar puncture or lumbar tap

484. The opposite of benign is?

Lo opuesto de benigno es?

Malignant

485. Inflammation of the breasts is called?

Inflamación de los senos se llama?

Mastitis

486. This is considered a very severe headache located usually no one side, with nausea, sometimes vomiting, and a low tolerance to light, it is known as?

Esto se considera un muy fuerte dolor localizado por lo general, no uno de los lados, con náuseas, vómitos y a veces una baja tolerancia a la luz, es lo que se conoce como?

Migraine

487. The axon of the nerve is covered by a jelly like substance that helps facilitate or speed up impulses traveling throughout the nervous system. This jelly like substance is called?

Los axones del nervio es cubierto por una gelatina como sustancia que ayuda a facilitar o acelerar los impulsos viajando por todo el sistema nervioso. Esta gelatina sustancia como se llama?

Myelin sheath

488. Whenever you have death of cells or body tissue, we called this?

Siempre que se tenga muerte de las células o tejidos del cuerpo, eso se llamaba?

Necrosis

489. Anything that has to do with a nerve?

Todo lo que tiene que ver con un nervio?

Neural

490. Many times angina or chest pain can be relieved by this type of medication.

Muchas veces angina de pecho o dolor en el pecho puede ser aliviado de este tipo de medicamento.

nitroglycerin

491. A doctor who specializes in the study and treatment of different types of tumors is called?

Un médico que se especializa en el estudio y tratamiento de diferentes tipos de tumores se llama?

Oncologist

492. If a doctor needs to examine a patient's eyes very closely, what instrument would he use?

Si un médico debe examinar los ojos de un paciente muy de cerca, ¿qué instrumento se utilizó?

ophthalmoscope

493. This doctor works in the field that identifies and treats conditions for children. pediatrics or pediatrician.

Este médico trabaja en el campo que identifica y trata las condiciones de los niños. pediatría o pediatra.

494. There is a tiny gland situated in the brain that helps regulate the secretion of melatonin.

Hay una pequeña glándula situada en el cerebro que ayuda a regular la secreción de melatonina.

Pineal gland

495. Coal miners after many years of working and inhaling dust from the coal mines would develop a lung disease as a direct consequence from their occupation, the name of this disease is called?

Los mineros del carbón después de muchos años de trabajo y la inhalación de polvo de las minas de carbón se desarrolle una enfermedad pulmonar como consecuencia directa de la ocupación, el nombre de esta enfermedad se llama?

Pneumoconiosis

496. The inflammation of the nose is called?

La inflamación de la nariz se llama?

Rhinitis

497. If you have pneumonia and you cough up a slimy material from your lungs, it is known as?

Si usted tiene neumonía y toser un material viscoso de los pulmones, es conocido como?

sputum

498. This hormone is responsible for giving male characteristics like facial hair and muscle.

Esta hormona es la responsable de dar características masculinas como vello facial y en los músculos.

testosterone

499. If you have ringing or any sound in your ear or ears, it is called?

Si tiene sonando o ningún sonido en el oído o las orejas, se denomina?

tinnitus

500. Many men have this procedure done if they do not plan on ever having children.

Muchos hombres han hecho este procedimiento si no piensan en tener hijos.

Vasectomy

10 Medical Abbreviations to Know

A

ADL=activites of daily living

adm=admission

AE=above elbow

AEA=above elbow amputation

AF=atrial fibrillation, afebrile

AFB=acid fast bacilli

AFO=ankle-foot orthosis

AFP=alpha fetoprotein

A/G=albumin globulin ratio (blood)

AGA=appropriate gestational age

AI=aortic insufficiency

AIDS=acquired immunodeficiency syndrome

AJ=ankle jerk

a.k.=Above knee

aka=alcoholic ketoacidosis

AKA=above knee amputation

alb.=Albumin

alc.=Alcohol

alk.Phos.=Alkaline phosphate

ALL=acute lymphocytic leukemia

ALS=amyotrophic lateral sclerosis

ALT=alternating with, alanine aminotransferase

AMA=against medical advice

AMI=acute myocardial infarction

AML=acute myeloid leukemia

amp.=Amputation, ampule

amt=amount

ANA=antinuclear antibody

anes.=Anesthesia

ann. Fib=annulus fibrosis

ANS=autonomic nervous system

ant.=Anterior

ante=before

ANUG=acute necrotizing ulcerative gingivitis

Anxty=anxiety

A/O=alert and oriented

AOB=alcohol on breathe

AODM=adult onset diabetes mellitus

Ap=apical

A&P=auscultation and percussion

A-P=anteroposterior

APC=atrial premature contractions

aph=aphasia

A-P =anteroposterior

approx=approximately

aq.=water, aqueous

art=arterial

AS=left ear, aortic stenosis

AS= aspirin

A.S.A.=American Society of Anesthesiologists

ASAP =as soon as possible

ASCVD=atherosclerotic cardiovascular disease

ASD=atrial septal defect

ASHD=arteriosclerotic heart disease

ATD=admission, transfer, discharge

at. =Flutteratrial flutter

ATN=acute tubular necrosis

ATNR=asymmetrical tonic neck reflex

AU=both ears

aud.=Auditory

ABR=aortic valve replacement

A&W=alive and well

Ax.=axilla, axillary

B

B.=bath

BA=barium

Bab=Babinski sign

Ba.E=barium enema

Bas.=Basal, basilar

baso=basophile

BBB=bundle branch block

BBT=basal body temperature

BCA=basal cell atypia

BCD=basal cell dysplasia

BCE=basal cell epithelioma

BCG=tuberculosis vaccine

BE=below elbow, barium enema

BFP=biological false positive

Bic.=Biceps

bid=Twice daily

BIH=bilateral inguinal hernia

bilat=Bilateral,

bili=bilirubin

b.i.n.=Twice a night

BiW=twice weekly

bk.=back

BK=below knee

body wt.=Body weight

BOW=bag of water

BP=blood pressure

BPD=bronchopulmonary dysplasia

BPH=benign prostatic hypertrophy

BPM=beats per minute

Br.breech presentation

BR=bedrest, bathroom

brach=Brachial

BrBx.=Breast biopsy

BRP=bathroom privileges

BS=blood sugar, bowel sounds

B.S=breath sounds

BSA=body surface area

BSB=bedside bag

BSC=bedside commode

BSD=bedside drainage

BSI=body substance isolation

BSO=bilateral salpingo-oophorecomy

BST=blood serologic test

BT=bleeding time

BTL=bilateral tubal ligtion

BUN=blood urea nitrogen

BVM=bag valve mask

BW=birth weight

Bx.=biopsy

C

c.=with

C=cervical, Caucasian

C.=centigrade, Celsius complement

Ca=calcium

CA=carcinoma, cancer

CAD=coronary artery disease

Cal=calorie, calories

CAPD=continuous ambulatory peritoneal dialysis

Caps=capsules

car.=Carotid

card.=Cardiac

Card Cath=cardiac catheterization

CAT=computerized axial tomography

cath=catheterization, catheter

CB=Cesarean birth

CBC=complete blood count

CC=chief complaint

CCU=coronary care unit

CD=cardiac disease, contagious disease

CEA=carcinoembryonic antigen

Cerv.=Cervix, cervical

CF=cardiac failure, cystic fibrosis

CHD=congenital heart disease, coronary heart disease

Chem.=Chemotherapy

CHF=congestive heart failure

CHO=carbohydrate

Chol=cholesterol

chr=chronic

C.=color index

CI=cardiac insufficiency, cardiac index

circ=circumcision

CIS=carcinoma in situ

CK=creatinine kinase

Cl=chlorine, chloride

Clav.=Clavicle

cldy=cloudy

CLL=chronic lymphocytic leukemia

cl liq=clear liquid

Cl.T=clotting time

cm.=centimeter

CML=chronic myeloid leukemia

CMV=cytomegalovirus

CN=cranial nerve

CNS=central nervous system

cnst.=Constipation

c/o=complaints of

CO2=carbon dioxide

comb.=Combine, combination

comm.=Communicable

comp.=Compound, compress

conc.=Concentrated

cons.=Consultation

cont.=contractions, continued

COPD=chronic obstructive pulmonary disease

Cor=heart

CPK=creatine phosphokinase

CPPB=continuous positive pressure breathing

CPR=cardiopulmonary resuscitation

CPT=chest physical therapy

CR=closed reduction

cran.=Cranial

CRD=chronic respiratory disease

CPK=creatinine phosphokinase

CPPB=continuous positive pressure beathing

CPR=cardiopulmonary resuscitation

CPT=chest physical therapy

CR=closed reduction

creat.=Creatinine

CRF =chronic renal failure

C/S, CS=Cesarean section, central supply

C&S = culture and sensitivity

CSF =cerebrospinal fluid

C-spine =cervical spine

CT=computer tomography

C-V = cardiovascular

CVA = cerebrovascular accident, (stroke)

CVL=central venous line

CVP=central venous pressure

CVS=cardiovascular system

Cx=cervix

CxR=chest x-ray

Cysto =cystoscopy

D

DAP =distal airway pressure

db.=decibel

DBE=deep breathing exercise

d/c=discharges, discontinue

D&C=dilation and curettage

DD=discharge diagnosis

D/DW=dextrose, distilled water

DDx = differential diagnosis

D&E= dilation and evacuation

decr. = Decreased

dehyd.= Dehydrated

Derm.=Dermatology

D5RL=5% dextrose and lactated ringers

DI=diabetes insipidus

DIAG.=Diagnosis

diam. =Diameter

DIC= disseminated intravascular conagultation,

diff=Differential

dil.=Dilute

dim.=Diminished

DIP=distal interphalangeal (joint)

dis.=Disease

disch.=Discharge

disp.=Disposition

dist.=Distilled, distal

DIU=death in utero

DJD=degenerative joint disease

DKA=diabetic ketoacidosis

DLE=disseminated lupus erythematosis

DM=diabetes mellitus, diastolic murmur

DNA=deoxyribonucleic acid

DNKA=did not keep appointment

DOA= dead on arrival

DOB=date of birth

DOE=dyspnea on exertion

Dors =dorsal

D.P.=Dorsal pedia

DPT =diphtheria, pertussis, tetanus vaccine

DR= delivery room

D&R=dilation and radium implant

drsg.=Dressing

D/S=discharge summar

DTR=deep tendon reflexes

DT's=delirium tremens

DU= duodenal ulcer

DUB=dysfunctional uterine bleeding

DUI =driving under influence

D/W=dextrose in water

Dx=diagnosis

E

e = without

EBL=estimated blood loss

EBV=Epstein-Barr virus

ECF =extended care facility, extracellular fluid

ECG =electrocardiogam

E.coli= Escherichia coli

ECS=endocervical scrape

ECT=electroconvulsive

ED= emergency department

EDC=estimated date of confinement

EDOD=estimated date of delivery

EEG =electroencephalogram

EENT =eyes, ears, nose, throat

EEX =electrodignosis

EGA =estimated gestational age

EGD=esophago-gastroduodenoscopy

EKG=electrocardiogram

elev.=elevated

ELF=elective low forceps

EmBx =endometrial biopsy

EMG = electromyogram

EMS= emergency medical service

En=enema

ENT= ears, nose, throat

Eoc.= Eosinophiles

EOM=extraocular movement

ESR = erythrocyte sedimentation rate

EST=electroshock therapy

ETIOL.= etiology

ETOH=ethanol

EUA=examine under anesthesia

EVAL=evaluation

ex.=exercise, example

expir= expiration, expiratory

ext. =extremities, external

ext.gen.=External genitalia

F

F= finger, female, Fagrengeit

FA= fluorescent antibody

F.A.= First aid

F.B.=Foreign body

FBS=fasting blood sugar

FD = fully dilated

FDA = food and Drug Administration

FDP= flexor digitorum profundus

Fe def.=Iron deficiency

FEF =forced expiratory flow

FEKG=fetal electrocardiogram

fem.= Femoral

fem.pop.=Femoral popliteal

fet. = fetal

FEV=forced expiratory volume

f.f = force fluid

FH =family history, fetal heart

FHR= fetal heart rate

FHR-UC=fetal heart rate- uterine contraction

FHT =fetal heart tones

fl.=fluids

flac.=Flaccid

flex.=Flexor, flexion

fl.oz.= Fluid ounce

FM =finger movement

FPAL=full term premature abortion living

FRC =functional residual capacity

FS=finger stick

FSH=follicle stimulating hormone

FT /ft=full term, foot

FTD = failure to descend

FTND=full term normal delivery

FTT =failure to thrive

FUB = functional uterine bleeding

F/U= Follow-up

FUO=fever of unknown origin

FV/C= forced vital capacity

FW=fetal weight

Fx = fracture

G

G=gravida

G.A.=General anesthesia

GB=gallbladder

GBS=gallbladder series

G.C.=gonococcus

GCS=Glasgow Coma Scale

GE=Gasroenterology

G/E=gastroenteritis

gen, genl.=general

gest.=gestation

G.H.=growth hormone

G.I.=Gastrointestinal

gluc=glucose

gm=gram

Gm+=gram positive

Gm-=gram negative

gm.%=grams per 100 c.c.

GMA=grand mal attack

GNC=general nursing care

GP=General Practitioner, general paralysis

gr.=grain, grains (dosage)

Grav.=pregnancy

gt.=drop

Gt.tr.=Gait training

gtts.=drops

GSW==gunshot wound

GTT=glucose tolerance test

GU=genitourinary

G/W=glucose and water

GYN=Gynecology

H

h=hour

H=hydrogen history, hour, hypodermic

H/A=headache

HAF=hyperalimentation fluid

Hb., Hgb=hemoglobin

HB=heart block

HBP=high blood pressure

HC=head circumference

H&C=hot and cold

HCG=human chorionic gonadotropin

HCO3=bicarbonate

Hct.=hematocrit

HCVD=hypertensive cardiovascular disease

h.d.=at bedtime

Hd=head, Hodgkin's disease

HDI=high density lipids

HEENT=head, eyes, ears, nose, throat

hern.=hernia

Hem=Hematology

Hem Pro=hematology profile

Hep. Lock=Heparin lock

HGO=hepatic glucose output

HH=hard of hearing

HIDA(scan)=hepatobiliary scan

HIE=hypoxic ischemic encephalopathy

hist.=History, histology

HIV=human immunodificiency virus

HKAFO=hip knee ankle foot orthosis

HLA=human leukocyte group A,

HM=hand movement

HMD=hyaline membrane disease

HMG=human menopausal gonadotropin

HNP=herniated nucleus pulposus

h/o=history of

H.O.=house officer

HOB=head of bed

horiz=.horizontal

H&P=history and physical

hpf=high power field

HPI=history of present illness

HPL=human placental lactogen

HR=heart rate

HS=bedtime

HSG=hysterosalpingography

H2O=water

H2O2=hydrogen peroxide

Ht=height, heart

HVD=hypertensive vascular disease

Hx=history

Hyperal.=Hyperalimenation

Hz=hertz (cycles/second)

I

I=radioactive iodine

IA=intra-arterially

IABP=intra-aortic balloon pump

i.c.=intracutaneous

ICCU=intensive coronary care unit

ICF=intracellular fluid

ICS=intercostal space

ICT=insulin coma therapy

ICU=intensive care unit

i.d.=During the day

I&D=incision and drainage

IDDM=insulin dependent diabetes mellitus

I/E=inspiratory, expiratory

lg=immunoglobulin

IH=infectious hepatitis

IHD=ischemic heart disease

IM=intramuscular, intramedullary

IMCU=intermediate medical care unit

imp.=impression

IMP=inpatient multidimensional psych scale

IMV=intermittent mandatory ventilation

In.=inches

Inc. AB=incomplete abortion

incr.=increased (ing)

Inev. AB=inevitable abortion

inf=infusion, inferior

inj=injured, injection

inspir=inspiration, inspiratory

int=internal

IO=inferior oblique

I&O=intake and output

IOP=intraocular pressure

IP=intraperitoneal

IPJ=interphalangeal joint

IQ=intelligence quota

irreg.=Irregular

IS=intercostal space

IST=insulin shock therapy

I.U.. IU=International Unit

IUC=intrauterine catheter

IUCP=intrauterine contraceptive device

IUD=intrauterine device

IV=intravenous

IVD=intervertebral disc

IVP=intravenous pyelogram

IVPB=intravenous piggy back

IVU=intravenous urogram

J

J=joint

J-P=Jackson Pratt drain

JRA=juvenile rheumatoid arthritis

jt.=joint

JVP=jugular venous pulse

K

K=potassium, kidney

KC1=potassium chloride

Kcal.=Kilocalorie, calorie

Kg., kg.=kilogram

KJ, K-J=knee jerk

KK=knee kick

KUB=kidney, ureter, bladder (x-rays)

KVO=keep vein open

L

L=left, liver, liter, lower

L2,L3=second, third lumbar vertebrae

LA=left antrum

lab.=laboratory

lac.=laceration

lacr.=lacrimal

lact.=lactic

L&D=labor and delivery

LAE=left atrial enlargement

lam.=laminectomy

lap.=laparotomy

lat.=lateral

lax=laxative

lb.=pound

LB=large bowel

LBP=lower back pain

LBW=low birth weight

LCA=left coronary artery

L.D.=lethal dose

LDH=lactic dehydrogenase

LDL=low density lipids

LE=lupus erythematosus

L.E.=lower extremities

leuc.=leukocytes

LF=low forceps, low flap

LFA=left frontoanterior

LED=low forceps delivery

LICS=left intercostal space

lig.=ligament

LIH=left inguinal hernia

liq.=Liquid

LKS=liver, kidneys, spleen

LL=lower lid

LMD=family doctor

1/min=liter per minute

LML=left mediolateral

LMP= last menstrual period

LMT=left mentotransverse

L.N.=lymph node

LNMP=last normal menstrual period

LOA=left occiput anterior

L.O.C.=loss of consciousness

LOP=left occipital posterior

LOS=length of stay

LOT=left occiput anterior

LP=lumbar puncture

lpf=low power field

L.S.=lumbosacral

LSA=lateral sacrum anterior

LSB=left sternal border

LSCS=lower segment Cesarean section

LSK=liver, spleen, kidneys

LSP=left sacrum posterior

LST=left sacrum transverse

Lt.=left, light

LUQ=left upper quadrant

LV=left ventricle

LVEDP=left ventricular end diastolic pressure

LVF=left ventricular failure

LVH=left ventricular hypertrophy

L&W=living and well

LWCT=Lee-White Clotting Time, coagulation time

Lymphs=lymphocytes

M

MA=mental age

macro.=macrocytic, macroscopic

MAP=mean arterial pressure

max.=maximum, maxillary

MBC=maximum breathing capacity

mcg.=microgram

MCH=mean corpuscular hemoglobin

MCHC=mean corpuscular hemoglobin concentration

MCL=midclavicular line

MCV=mean corpuscular volume

MD=muscular dystrophy

MDI=metered dose inhaler

Mdnt.=midnight

ME=middle ear, medical examiner

MEC=medical emergency clinic

Med.=Medicine

Mets.=Metastasis

mg.=milligram

Mg.=magnesium

MG=myasthenia gravis

mg/dl=milligrams per deciliter

mg.%=milligram per 100 cc

m.g.r.=Murmurs, gallops, or rubs

MH=marital history

MI=myocardial infarction, mitral insufficiency

micro=microcytic, microscopic

MICU=medical intensive care unit

mod=moderate

mono.=monocyte

MRI=magnetic resonance imaging

MRM=modified radical mastectomy

ms=mitral stenosis

Ms=murmurs

MS=mitral stenosis, multiple sclerosis, mor-phine sulfate

MVA=motor vehicle accident

N

N/C=nasal cannula

no=no complaints

neg=negative

neuro=neurology

NG=nasogastric

nitro=nitroglycerine

NKA=no known allergies

noc (t)=night

NPO=nothing by mouth

NS=normal saline

NVS=neurological vital signs

O

O=oxygen

OB=obstetrics

OD=right eye, overdose

oint=ointment

OOB=out of bed

OR=operating room

OPD=outpatient department

ORTH=orthopedics

ortho=correct, right (bones)

os=mouth

OS=left eye

OT=occupational therapy

OU=both eyes

oz=ounce

P

p=after

P=pulse (measure the pulse over the radial artery)

P & A=percussion and auscultation (tap and listen)

PAC=premature atrial contraction

palp=palpation

pc=after meals

PDR=physician's desk reference

PE=physical examination, pulmonary embolism

PEDS=pediatrics

per=by or through

PERL(A)=pupils equal and reactive to light (and accommodation)

PET=positron emission tomography

PH=past history

PID=pelvic inflammatory disease

PKU=phenylketonuria

pm=between noon and midnight

PNS=peripheral nervous system

po=by mouth

post (pos)=posterior

postop, PostOp=postoperative, after surgery

pp (p.p.)=postprandial (after eating)

pO2=partial pressure of oxygen

PPD=purified protein derivative (TB test)

preop, PreOp=before surgery

prn=as needed, whenever necessary

pro time=prothrombin time

pt=patient, pint

PT=physical therapy

PTT=partial prothrombaplastin time

PVC=premature ventricular contraction

Px=physical exam, prognosis

Q

q=every

qd=everyday

qh=every hour

q2h,q3h=every 2 hours,every 3 hours

qhs=every night at bedtime

qid=four times a day

qns=quantity not sufficient

qod=every other day

qs=quantity sufficient

R

r (R)=rectal

R (resp)=respiration

RAIU=radioactive iodine uptake study

RBC=red blood count/cell

reg=regular

RK=radial keratomy

RL=ringer's lactate

RLL=right lower lobe (lung)

RLQ=right lower quadrant (abdomen)

RML=right middle lobe (lung)

R/O=rule out

ROM=range of motion

R.R.=recovery room

RUQ, RUL=right upper quadrant, right upper lobe

rt=right

RV=residual volume

Rx=prescription

S

s=without

S & S=signs and symptoms

Sats=oxygen/blood saturation level

SA=sinoatrial

SB=small bowel

sc=subcutaneous

SGOT=serum glutamic oxaloacetic transaminase

SGPT=serum glutamic pyruvic transaminase

SIDS=sudden infant death syndrome

SL=sublingual

SOB=shortness of breath

spec=specimen

sp. gr.=specific gravity

SQ, sub q=subcutaneous

stat=immediately

STD=sexually transmitted disease

STH=somatotropic hormone

SVD=spontaneous vaginal delivery

Sx=symptoms

T

T=temperature, thoracic

T & A=tonsillectomy and adenoidectomy

tab=tablet

tachy=tachycardia

TB=tuberculosis

TCDB=turn, cough, deep breath

temp (T)=temperature

TH=thyroid hormone

TIA=transient ischemic attack

tid=three times a day

TMJ=temporomandibular joint

tol=tolerated

TPN=total parenteral nutrition

TPR=temperature, pulse, respirations

trach=tracheotomy, tracheostomy

TSH=thyroid stimulating hormone

TT=tetanus toxiod

TX=traction

U

UA=urinalysis